◆ 养生大讲坛 ◆

教你学推拿

主编　王庆甫

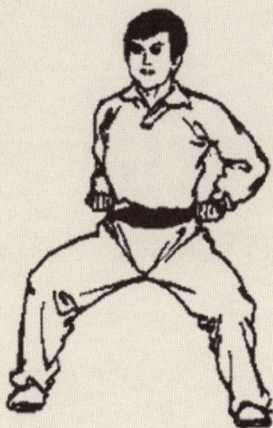

中国医药科技出版社

内 容 提 要

本书就日常生活中常见的急慢性筋伤进行总结，介绍了切实有效的自我诊断和推拿手法。大量实拍图片辅以文字说明，图文并茂，图像清晰、直观生动，文字精练、通俗易懂，方法简单易学、实用性强、适应面广，便于社会大众掌握。适合中医、中西医结合医学生、低年资中医、中西医结合医师、社区全科医师及普通群众（以患者家属为主）参考使用。

图书在版编目（CIP）数据

教你学推拿／王庆甫主编. —北京：中国医药科技出版社，2014.1

（养生大讲坛）

ISBN 978 - 7 - 5067 - 6403 - 2

Ⅰ.①教…　Ⅱ.①王…　Ⅲ.①推拿 - 基本知识　Ⅳ.① R244.1

中国版本图书馆 CIP 数据核字（2013）第 220379 号

美术编辑　陈君杞

版式设计　郭小平

出版　中国医药科技出版社

地址　北京市海淀区文慧园北路甲 22 号

邮编　100082

电话　发行：010 - 62227427　邮购：010 - 62236938

网址　www. cmstp. com

规格　958×650mm ¹⁄₁₆

印张　12 ¾

字数　150 千字

版次　2014 年 1 月第 1 版

印次　2015 年 4 月第 2 次印刷

印刷　北京盛通印刷股份有限公司

经销　全国各地新华书店

书号　ISBN 978 - 7 - 5067 - 6403 - 2

定价　**39. 80 元**

本社图书如存在印装质量问题请与本社联系调换

前言

　　在日常生活中，疾病和损伤是不可避免的，尤其以筋伤疾病更为多发。古人经过大量行而有效的医学实践，对于筋伤疾病的防治已经建立了完备的理论体系，但一直以口传心授的方式传承，文字记录相对不足，故只有少数人能真正掌握此项技术，普通大众无法操作。本书对日常生活中常见的筋伤急症进行总结，介绍了切实有效的自我诊断方法和推拿手法。大量实拍图片辅以文字说明，图文并茂，图像清晰、直观生动，文字精练、通俗易懂，方法简单易学、实用性强、适应面广，易于社会大众掌握。实用、方便、经济，在家里自我推拿就能治疗一些简单的急性损伤、慢性劳损，对于预防疾病，治疗疾病，强健体魄，效果理想。推拿疗法不需要任何药物和医疗器具，是一种纯自然疗法，因而没有任何副作用，省去了买药、熬药、服药的麻烦，避免了药物不良反应。特别是生活中的一些突发损伤和疾病，不能及时送医时，如果通过阅读此书掌握一些简单的处理方法，诊断准确，按摩手法得当，对缓解病情和促进预后都有很大帮助。可谓一书在手，终身受益。

编　者

2013 年 11 月

目录

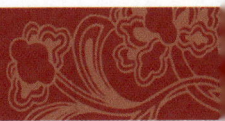

总 论

各 论

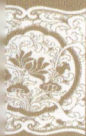

目录

总 论

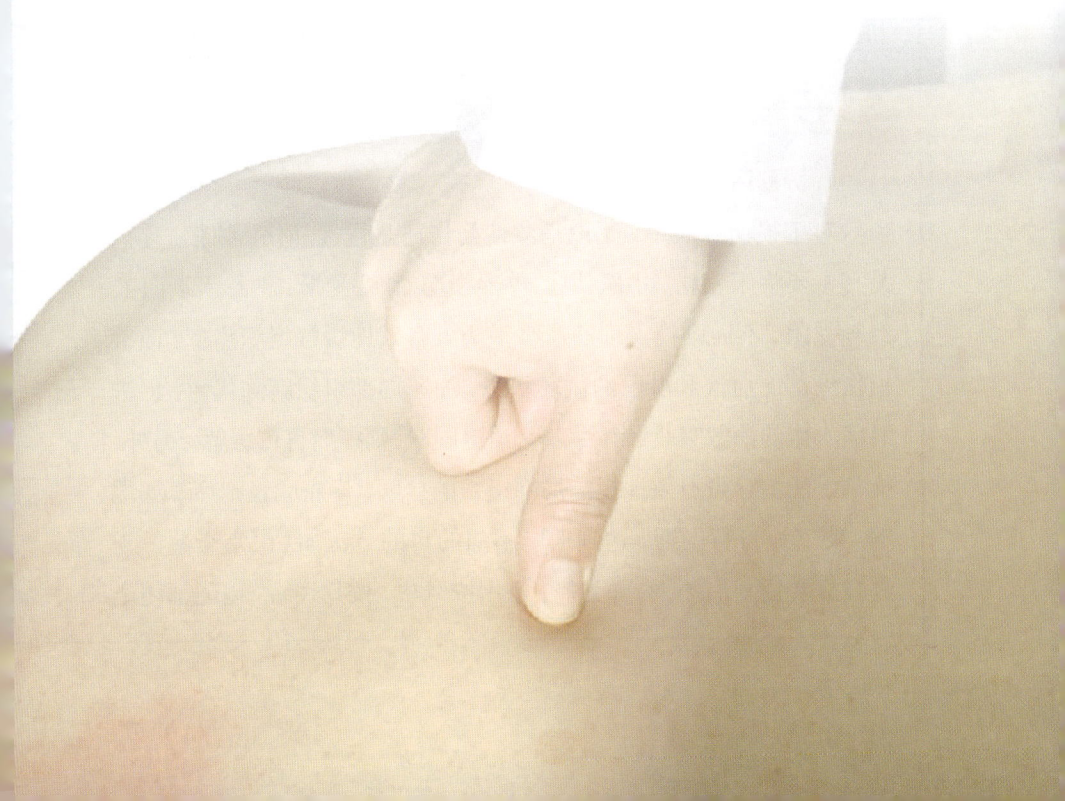

第一节　筋伤推拿的基本知识

　　所谓筋伤推拿，主要是指用术者的双手治疗筋伤疾患的方法，属中医外治法之一。

　　推拿治疗筋伤疾患的方法由来已久，早在《内经》中已有推拿疗法的记载，并成为当时治疗疾病的常用方法之一。到了秦汉时代，手法治疗已成为治疗疾病的一种重要手段，如《汉书·艺文志》曾记载有《黄帝岐伯按摩十卷》。自唐代以后，推拿已自成一科，设置于"太医署"中。

　　推拿治疗筋伤疾病的方法独特，效果良好。它不仅适用于各种急性软组织损伤，而且适用于各种慢性软组织损伤。推拿可以通过术者施加的外力直接或间接地作用于损伤部位，并通过术者的力量和技巧调节机体的生理、病理变化，从而达到治疗疾病的目的。

一、筋伤推拿的作用原理

1. 舒筋活络，消肿止痛

　　对于损伤性疾患，无论是急性筋伤还是慢性筋伤，肿胀、疼痛是其主要临床表现。中医认为，外界损伤，脉络受损，瘀血留滞于内，经气受阻，不通则痛。理筋通络手法可有效地缓解组织痉挛，改善损伤局部的血液和淋巴的循环状态，加速局部组织新陈代谢，促进局部瘀血的消散吸收，解除痉挛，消退肿胀，则疼痛自可缓解。另外，推拿手法治疗可有效地提高局部组织的痛阈，疼痛减轻则痉挛亦缓解，使气血自行畅通，达到通则不痛的目的。正如《医宗金鉴·正骨心法要旨》所说："为肿为痛，宜用按摩法，按其经络，以通郁闭之

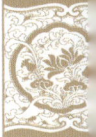

气，摩其壅聚，以散郁结之肿，其患可愈。"

2. 整复筋出槽、骨错缝

在外力作用下，可动关节或微动关节可发生细微错位，软组织也可偏离其原来的解剖位置，出现筋歪筋走、骨缝错位，导致关节功能障碍并产生疼痛症状。恰当的手法可有效地整复骨错缝、筋出槽，解除软组织压迫，消除周围组织的炎症与水肿，恢复关节正常功能。

3. 松解粘连，通利关节

在损伤后期，关节、肌肉、韧带等组织可发生不同程度的粘连、纤维化、瘢痕挛缩等病理变化，而风寒湿邪侵袭等原因也可导致组织痉挛、充血、渗出、水肿、肥厚而最终形成粘连，使关节活动功能受限。恰当的推拿手法一方面可直接将力作用于损伤局部，舒筋活络，改善局部的循环状态，另一方面又可用被动运动手法，剥离或撕脱粘连，从而达到恢复关节功能的目的。

4. 迎随补泻，防治废痿，加速组织修复

由于长期外固定、卧床或神经损伤等原因，可导致气血循行迟滞，血不荣筋，筋骨萎软无力，受损伤的组织恢复缓慢。推拿手法可以循经取穴，并施以补泻手法，改善气血循行，促进新陈代谢，改善经络、筋脉的营养状态，并可通过手法起到协调脏腑、经络、气血功能，从而达到防治废痿，促进组织修复的功效。

二、筋伤推拿的治疗原则

（一）筋骨并重

筋与骨关系密切，肝主筋，肾主骨，故有"肝肾同源"之说。筋伤与骨伤可同时发生，也可单独发生，且能相互影响。例如，筋的损伤性痉挛可使骨关节处于交锁或错位，反之，骨关节错位也可改变筋的正常生理位置而使筋受损伤产生一系列症状。日常所见的长期姿势不正确或用力不当，可致肌肉、韧带和筋膜损伤，如老年腰椎间盘退变、椎间隙狭窄、韧带松弛、椎体失稳，轻微的外力可使椎间关节突关节产生移位而产生各种下腰痛症状。因此，临床治疗应注重"筋骨并重"的原则，使用推拿手法治疗筋伤的同时，也要治疗骨关节的损伤，纠正错位、紊乱的关节，这样便可事半功倍，此即为"筋柔才骨正，骨正才筋柔"。

（二）急慢各异

筋伤临床上有急、慢性损伤之分，急性筋伤因暴力所致，气滞血瘀，肿痛明显，慢性筋伤常因反复损伤或治疗不当，迁延日久，缠绵难愈，脏腑、气血虚弱，筋骨失养，风寒湿邪乘虚而入，致四肢拘挛，活动不能。两者在治疗方法上存在一定的差异。急性筋伤多以行气活血、消肿止痛为主，临床中常选用中药外敷、理疗等治疗方式，不建议选用推拿方法。而慢性损伤可通过推拿按摩手法达到疏通经络、理筋通络，解除软组织粘连、改善病变组织循环状态的作用。故治疗之法，应重视辨证，具体分析，"病无常形，治无常法，医无常方，药无常品"，绝不能拘泥于一方一法。

第二节　筋伤推拿功法

一、基本步势

1. 马裆势

两足分开，两腿之间距离略比肩宽，足尖向内略收呈内八字；屈膝下蹲，注意两侧膝盖不可向前超过足尖；两手握拳收于腰间，四指在前并拢；直腰，挺胸，头端平，两目平视（图1-2-1）。

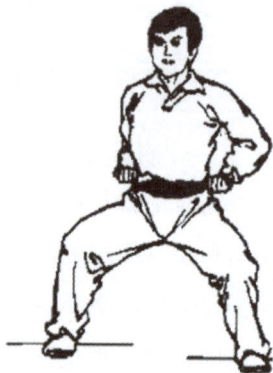

图1-2-1　马裆势

2. 弓箭裆势

两腿一前一后，两足之间距离大约为肩宽的一倍；前腿屈膝，足尖向内扣约30°，小腿尽量垂直于地面；后腿伸直，足尖略外展；挺胸，腰部下塌，收腹收臀，两手握拳收于腰间，头端平，两目平视（图1-2-2）。

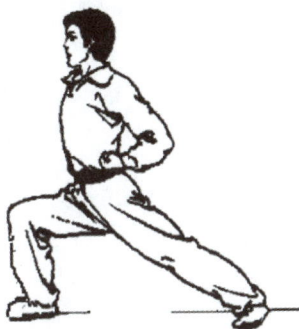

图1-2-2　弓箭裆势

二、练功姿势

1. 前推八匹马

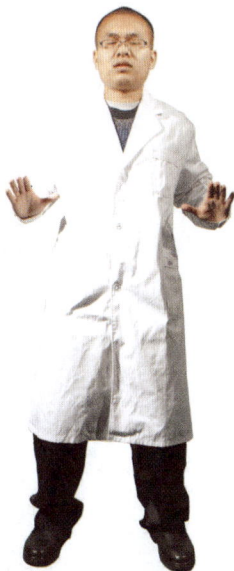

先站好站裆（其他裆势也可），双手变直掌（四指并拢向前，拇指向两侧伸开与四指呈90°角）于两胁待势（图1-2-3）。

图1-2-3　前推八匹马（1）

蓄劲于肩臂指端，使两臂徐徐向前推至完全伸直，掌与肩部同高呈水平，略收臀，微挺胸，头目平视，呼吸自然（图1-2-4）。

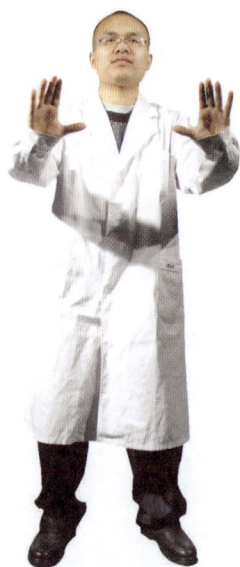

图1-2-4　前推八匹马（2）

手臂运动，缓缓屈肘，收掌于两胁处（图1-2-5）。

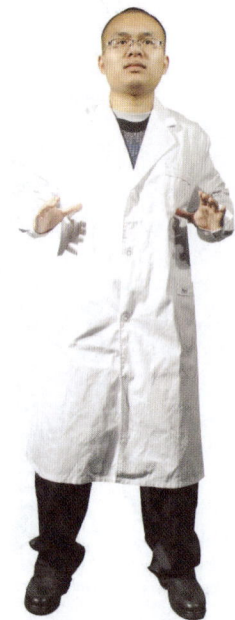

图1-2-5　前推八匹马（3）

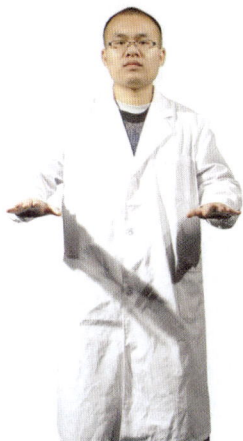

图 1–2–6　前推八匹马（4）　　　　图 1–2–7　前推八匹马（5）

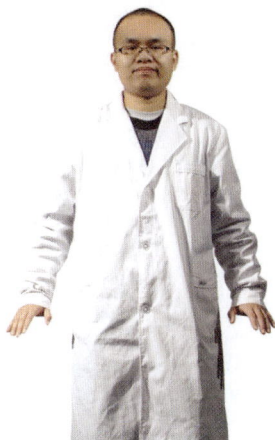

将两胁处的直掌变为俯掌，运力慢慢向后下方按压（图 1-2-6），伸直肘关节变站裆势（图 1-2-7）。

2. 倒拉九头牛

先站好站裆（其他裆势也可），双手变直掌（四指并拢向前，拇指向两侧伸开与四指呈 90°角）于两胁待势（图 1-2-8）。

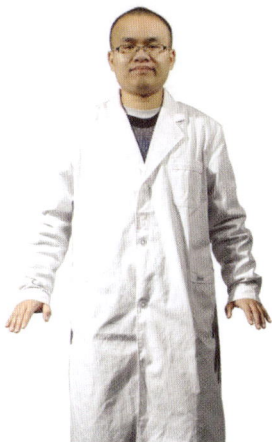

图 1–2–8　倒拉九头牛（1）

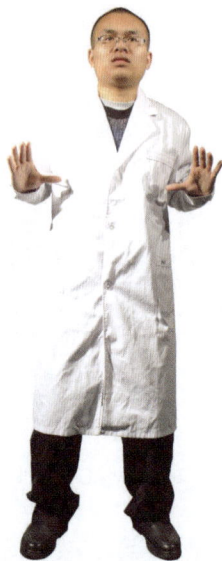

图 1-2-9　倒拉九头牛（2）

两臂缓缓前推，同时使前臂缓缓内旋，推至肘关节伸直时正好拇指冲地，四指向前，掌心向外（图 1-2-9）。

五指屈曲，由掌化拳如握物般，劲注于拳，拳心向外，拳眼向地（图 1-2-10）。

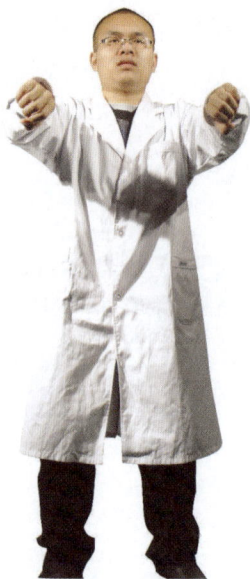

图 1-2-10　倒拉九头牛（3）

缓缓用劲，徐徐收于两胁（图 1-2-11）。

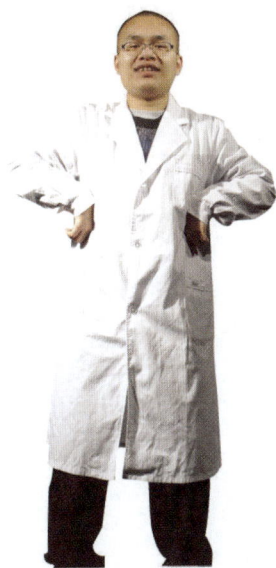

图 1-2-11　倒拉九头牛（4）

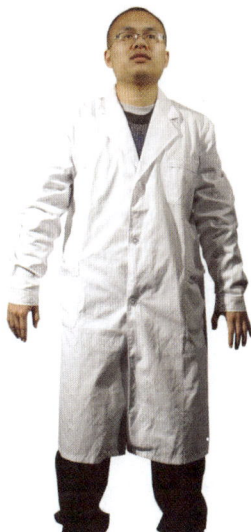

将拳变直掌，缓缓下按，两臂后伸，变回站裆或其他裆势（图 1-2-12）。

图 1-2-12　倒拉九头牛（5）

3. 霸王举鼎

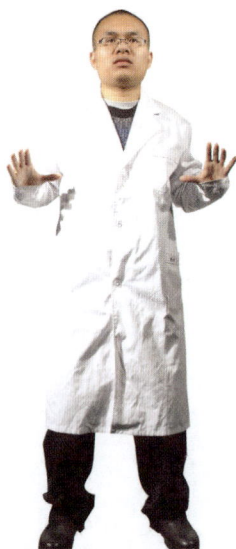

先站好站裆(其他裆势也可),双手变直掌(四指并拢向前,拇指向两侧伸开与四指呈90°角)于两胁待势(图1-2-13)。

图1-2-13　霸王举鼎(1)

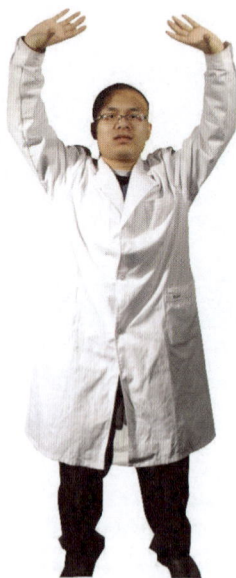

两手掌用劲缓缓上托,过肩部时徐徐向内旋前臂,使掌心朝天,四指相对,拇指向前,如托重物,同时用劲缓缓上举过头顶(图1-2-14)。

图1-2-14　霸王举鼎(2)

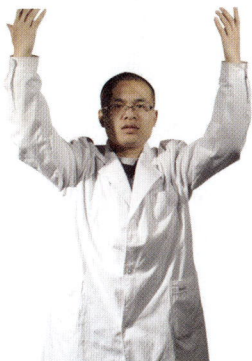

图 1-2-15　霸王举鼎（3a）

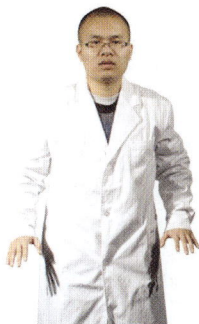

图 1-2-16　霸王举鼎（3b）

前臂外旋，使掌心朝后，四指朝上，拇指向外，蓄力而下，渐渐收回腰部（图 1-2-15、1-2-16）。

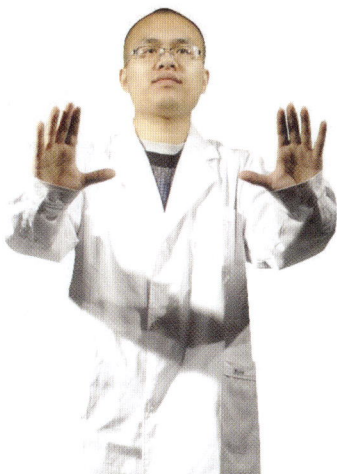

使腰部的仰掌化俯掌，缓缓下按，两臂后伸，回于站裆或其他裆势（图 1-2-17）。

图 1-2-17　霸王举鼎（4）

4. 风摆荷叶

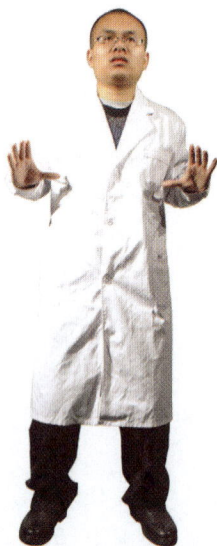

先站好站裆（其他裆势也可），双手变直掌（四指并拢向前，拇指向两侧伸开与四指呈90°角）于两胁待势（图1-2-18）。

图1-2-18　风摆荷叶（1）

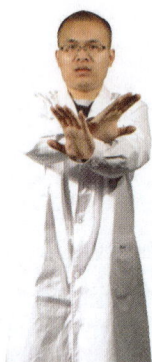

图1-2-19　风摆荷叶（2a）

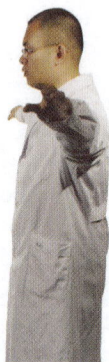

图1-2-20　风摆荷叶（2b）

缓缓推动两手掌向前，掌心向上，四指并拢，使两掌渐渐交叉，两手掌上下距离约1~2寸，缓缓推至肘关节伸直，后拇指外侧含蓄着力，缓缓使两臂外分至掌、臂、肩呈水平线。头部须稳定如顶物，目视前方，呼吸自然（图1-2-19、1-2-20）。

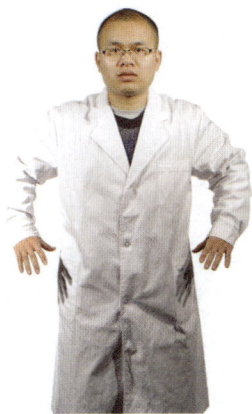

图 1-2-21　风摆荷叶(3a)　　　　图 1-2-22　风摆荷叶(3b)

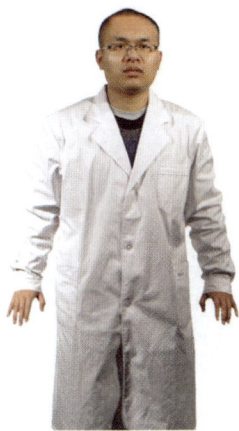

　　两臂内收，两掌慢慢合拢交叉后，缓缓用劲收掌于腰部。缓缓下按，两臂后伸，回于站裆或其他裆势(图 1-2-21、1-2-22)。

第三节　筋伤推拿分类手法

一、摆动类手法

1. 㨰法

是以手的某个部位作着力点，以腕部灵活摆动或前臂均匀的旋转运动，带动手部滚动的一种手法。

㨰法包括立㨰法与侧㨰法。

（1）立滚法

立滚法　手握空拳，以示、中、环、小4指的第1指间关节背侧及掌指关节着力于治疗部位，肘关节伸直，以腕部均匀的前后往返摆动，带动拳做一定幅度地来回滚动的手法（图1-3-1）。

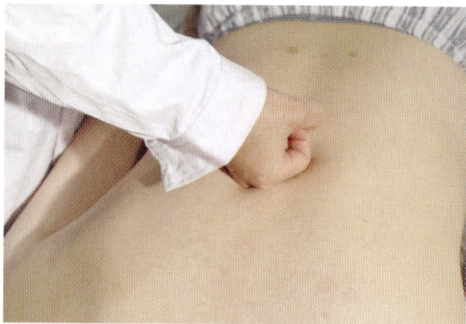

图1-3-1　立滚法

（2）侧滚法

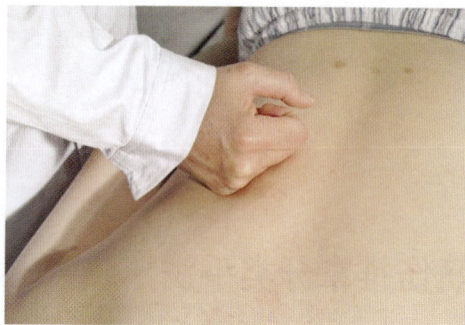

侧滚法　以手背及小指侧作用于治疗部位，以小指及无名指掌指关节为支点，肘关节微屈，通过前臂的旋转和腕关节的屈伸带动拳做一定幅度地来回滚动的手法（图1-3-2）。

图1-3-2　侧滚法

操作要求　施法时，术者应沉肩、垂肘，着力部位应紧贴治疗部位皮肤。一方面使治疗部位深部感到有一定压力，另一方面，滚动时手的着力部位不可离开或摩擦治疗部位皮肤。滚动时腕部应放松，摆动应均匀一致。做立滚法时，肘关节应伸直；侧滚法时则屈曲。

2. 一指禅推法

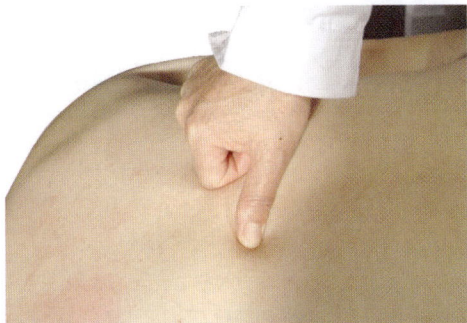

一指禅推法　手握空拳，悬腕，拇指伸直，用拇指的指端或罗纹面着力于治疗部位体表上，以腕部的横向往返运动摆动拇指的指间关节做屈伸运动（1-3-3）。

图 1-3-3　一指禅推法

操作要求　要熟练掌握手法，操作时动作应灵巧，幅度大小要均匀一致，频率一般为每分钟 120~160 次，力量以组织深部有沉胀感为度。

二、挤压类手法

1. 按法

是以手指、手掌、肘等部位着力于治疗部位，垂直用力按压的方法。分为指按法、掌按法和肘按法三种。

（1）指按法

指按法　又称点按法、点穴法等。主要是以第1、2、3手指的指腹或以第2、3、4指并排伸直之指腹，亦可以第2、3指屈曲之近侧指间关节背侧突出部位，直接按压治疗部位体表的方法。根据临床需要，可用一指点按，也可双手多指协同点按(图 1-3-4)。

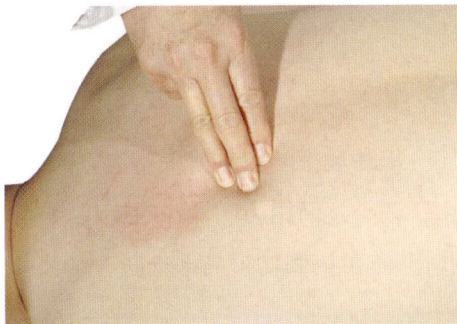

图 1-3-4　指按法

（2）掌按法

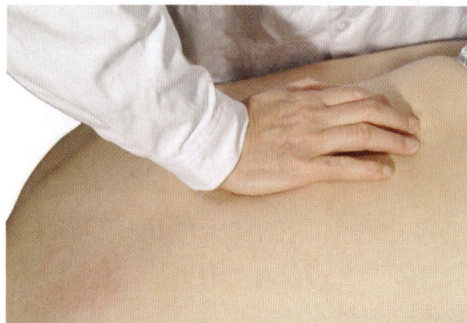

图1-3-5　掌按法

掌按法　用手掌或掌根垂直按压治疗部位的手法，按压时根据所需力量的强度，可用单手也可双手相叠按压。操作时可固定于一个部位按压，也可往返反复按压（图1-3-5）。

（3）肘按法

肘按法　是用肘尖尺骨鹰嘴部着力于治疗部位的一种按法。施用时根据所需量强度的大小，可用另一手抓住施法手的腕部或按在施法手的拳上，加大用力，使深部组织产生效应（图1-3-6）。

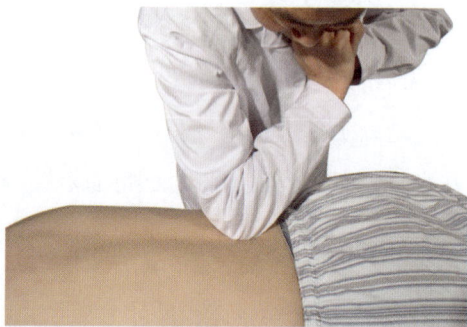

图1-3-6　肘按法

操作要求　按法要求用力方向应垂直于治疗部位体表，力度应由小渐大逐渐用力。操作时应稳定而持续。如用指腹点按，应修剪指甲，不可掐刺伤损局部皮肤。同时本法可与揉法相结合称揉按法。

2. 揉法

用手指的指腹、手掌的掌面、掌根或肘尖部着力于治疗部位体表上，适当用力回旋揉按的手法。分为指揉法、掌揉法和肘揉法三种。

（1）指揉法

指揉法 用拇指的指腹紧贴治疗部位的皮肤，使局部皮肤、皮下组织随指的揉力进行回旋运动的手法（图1-3-7）。

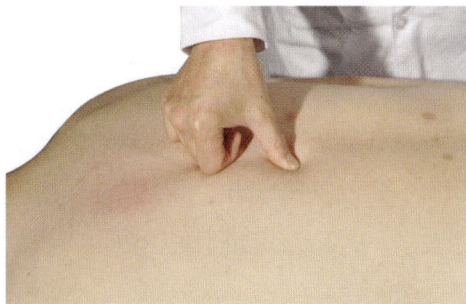

图 1-3-7 指揉法

（2）掌揉法

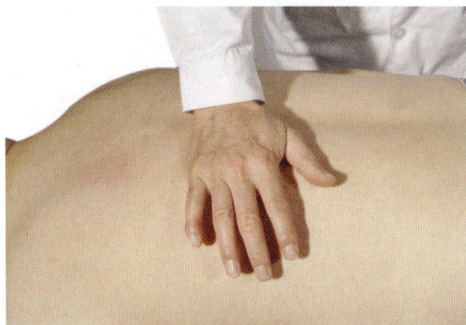

掌揉法 用手掌的掌面或掌根着力于治疗部位皮肤，施以一定的压力，并进行回旋揉动的手法（图1-3-8）。

图 1-3-8 掌揉法

（3）肘揉法

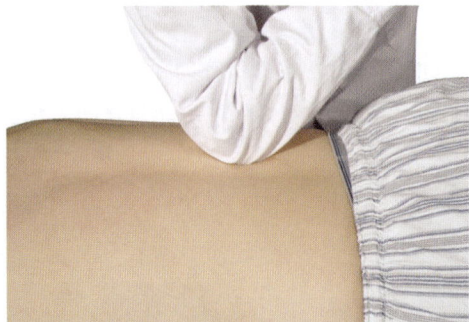

肘揉法 以肘尖部着力于治疗部位皮肤上，进行深部组织的回旋揉动的手法（图1-3-9）。

图 1-3-9 肘揉法

操作要求 施法部位应紧贴治疗部位皮肤，使治疗部位深部组织有一定的揉按压力。由于揉法作用于人体较深部的组织，所以要求皮肤、皮下组织随同揉力做回旋运动，而不能摩擦皮肤。

3. 拿法

拿法 是用一手或双手拇指和示、中两指，或拇指和其他4指相对形成钳状，对治疗部位进行一紧一松的反复抓拿或提捏手法，又称拿捏法（图1-3-10）。

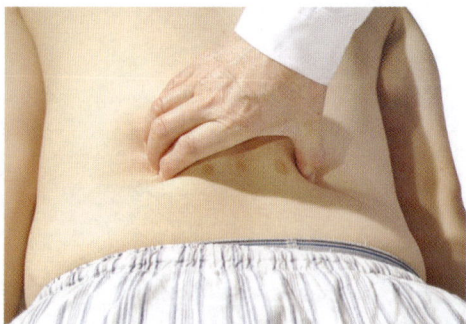

图 1-3-10 拿法

操作要求 根据治疗的需要拿捏的深度可深可浅，浅则可拿捏皮肤、皮下组织，深则可拿捏肌肉、肌腱。频率应根据需要，慢则每分钟60次，快则每分钟可达100次。操作时应用力深透达肌肉层面，不可施力太过摩擦皮肤而致不适。拿捏时动作应连贯、柔和，使患者局部有酸胀、舒松感。

4. 捏法

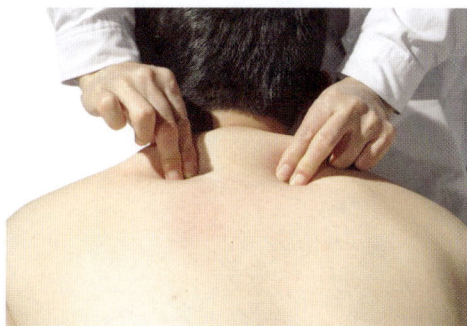

图 1-3-11　捏法

捏法　以拇指与示指、中指相对，捏住一定部位皮肤、皮下组织、肌肉，循肌肉、经络走向连续不断地捏挤推进称捏法（图 1-3-11）。

操作要求　捏法须将治疗部位的皮肤及皮下组织、肌肉提起，提起越高则刺激度越大，所以施法时应根据患者的情况、耐受程度，适当提捏皮肤和皮下组织。

5. 拨法

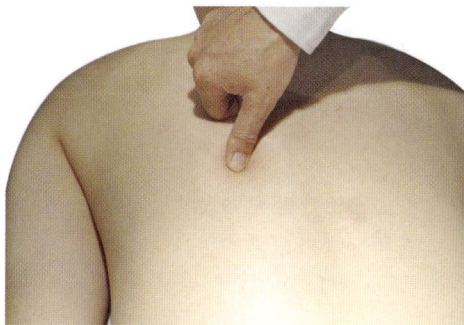

图 1-3-12　拨法

拨法　以一手或双手拇指沿肌肉、肌腱行走的垂直方向，横行拨动肌肉、肌腱的方法称拨法（图 1-3-12）。

操作要求　此手法常刺激较强，所以施法时须稳，用力刚中有柔，频率不可太快，一般以每次操作弹拨 3~5 次为宜，并可与其他滚、揉等手法相间使用。

三、摩擦类手法

1.摩法

是以手指的指腹部或手掌在治疗部位体表上做缓和、协调的环旋摩擦运动。分为掌摩法和指摩法两种。

（1）掌摩法

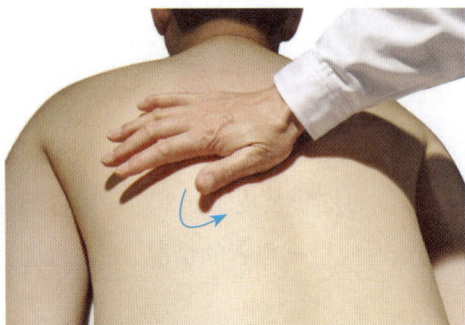

掌摩法　用手掌面着力于治疗部位体表上的环旋摩擦运动的手法（图1-3-13）。

图1-3-13　掌摩法

（2）指摩法

指摩法　以拇指的指腹或示、中、环3指的指腹着力于治疗部位体表上的环旋摩擦运动的手法（图1-3-14）。

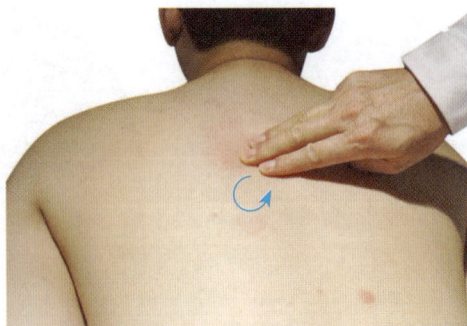

图1-3-14　指摩法

操作要求　本法力度较轻，摩动仅发生在皮肤表层而不带动皮下组织，这与揉法不同。摩动的频率视病情而定，一般以每分钟60~120次为宜。

2. 擦法

擦法　是以指腹或手掌的某个部位着力于治疗部位体表,快速均匀的直线往返摩擦的手法。临床根据治疗部位不同可选择指擦法、掌擦法、鱼际擦法、侧擦法等(图1-3-15)。

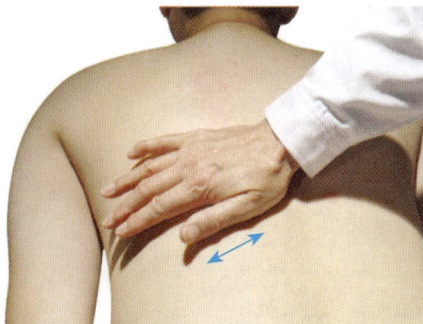

图 1-3-15　擦法

操作要求　擦法是在体表做直线往返运动,频率一般在每分钟80~120次以上,摩擦局部应有发热感,所以要求:①动作应连续、均匀、轻快。②往返直线距离应尽量拉长。③操作者的手与患者体表应有布类或油乳类介质,以防皮肤擦伤。

3. 推法

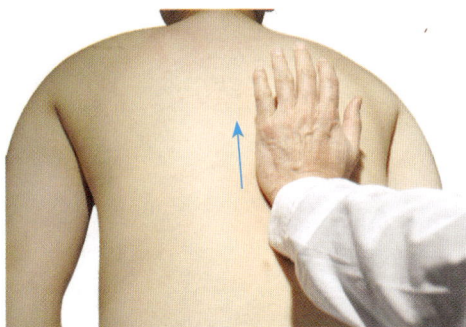

图 1-3-16　推法

推法　是用手指或手掌等部位着力于人体治疗部位体表,做均匀的直线往返推动的手法。此法与摩法的区别在于推法频率较慢,每分钟约40~60次,擦法则频率较快;推法在体表的操作距离更长;推法作用力可达较深层组织,而擦法只限于皮表;推法一般无发热感,而擦法则要求施法部位有温热感(图1-3-16)。

操作要求　推法应紧贴皮肤并稍用力，使深部组织产生感应。

4. 搓法

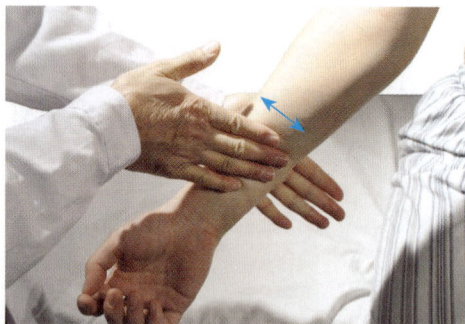

搓法　以两手掌或两掌根或两示指的桡侧面相对，夹住治疗部位做相反方向的搓动，称搓法（图1-3-17）。

图1-3-17　搓法

操作要求　两手搓动时要轻、快、协调。夹持用力的大小视病情而定。力小者可仅在皮肤皮下，力度大者可带动肌肉，而使局部有明显酸胀感。

四、振动类手法

1. 振法

振法　以手全掌按压在治疗部位，以手部快速有节律的震颤使治疗部位深部组织产生震动感应的一种手法（图1-3-18）。

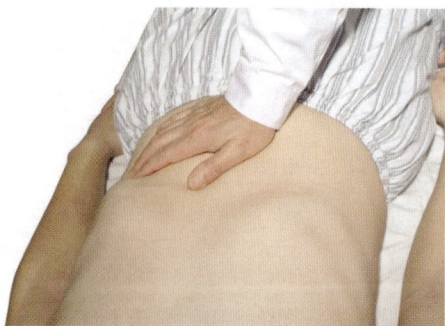

图1-3-18　振法

操作要求 振动时须沉肩坠肘，肘关节伸直，手掌均匀施压，压力大小视病情而定。震颤频率一般要求每分钟 200~400 次，局部常有沉胀发热感应。

2. 抖法

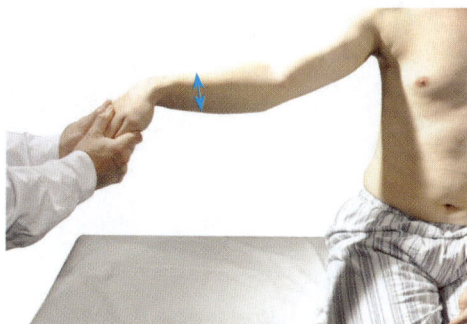

抖法 用一手或双手握住患肢远端，在牵引下，轻轻做小幅度连续上下或左右抖动的方法，称抖法（图 1-3-19）。

图 1-3-19　抖法

操作要求 抖动时应在稍微用力牵引下进行，患肢不得弯曲，用力要均匀，幅度不应过大，频率应快，使振动力沿肢体纵轴向近端传导，使肢体产生有节奏的振动。

五、运动类手法

1. 摇法

是一手握患肢远端，另一手扶按或拿握患肢关节，以术者手腕部或上肢的环旋运动，带动患部关节做环旋运动的方法。

摇法包括摇肩、摇肘、摇腕、摇髋、摇踝、摇颈及摇腰七种。

（1）摇肩

摇肩 患者取坐位，上肢自然伸直，肩部放松。术者同方向站于患肩一侧稍后方，以同侧之手握患肢手腕，另一手扶拿患者肩部，以术者上肢的环旋运动带动患肩做环旋运动，称摇肩（图1-3-20）。

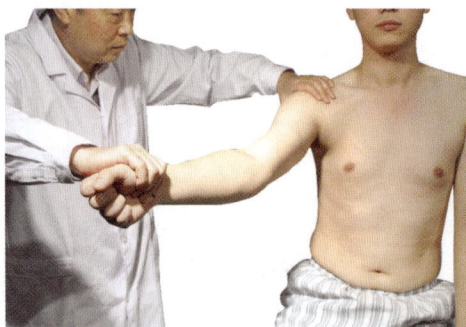

图1-3-20　摇肩

（2）摇肘

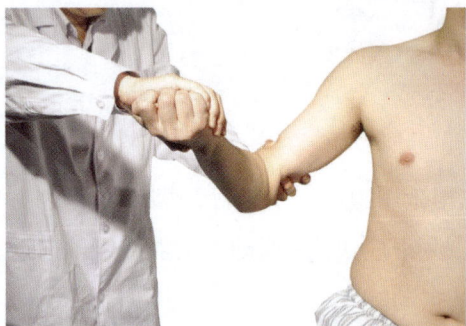

图1-3-21　摇肘

摇肘 患者取坐位，屈肘，术者以相反侧之手拿患者肘部并固定；同侧之手握患者手腕，使患者前臂做顺时针或逆时针环旋运动，称摇肘（图1-3-21）。

（3）摇腕

摇腕 患者手掌向下，腕部放松，术者双手拇指在上面与四指相对，扣紧患者大小鱼际，以术者双腕关节的环旋运动带动患腕做环旋运动，称摇腕（图1-3-22）。

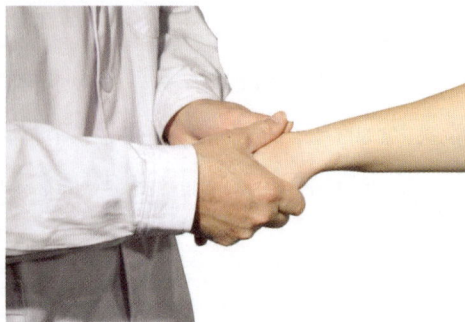

图1-3-22　摇腕

（4）摇髋　包括屈腿摇髋法和直腿摇髋法两种。

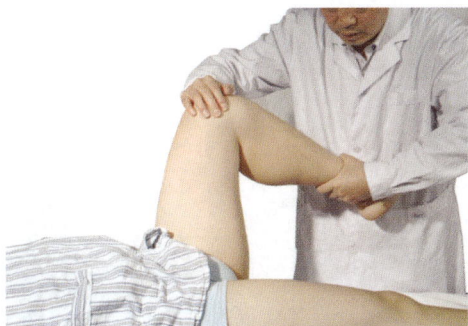

屈腿摇髋法　患者取仰卧位，患肢屈膝、屈髋。术者一手扶持其膝关节，另一手握其小腿远端，被动使髋关节做顺时针或逆时针环旋摇晃（图1-3-23）。

图1-3-23　屈腿摇髋法

直腿摇髋法　患者仰卧，下肢伸直放松，术者站于患侧，一手握患肢小腿下端，另一手扶持其髋部，在拔伸下，被动使髋关节做内旋或外旋运动（图1-3-24）。

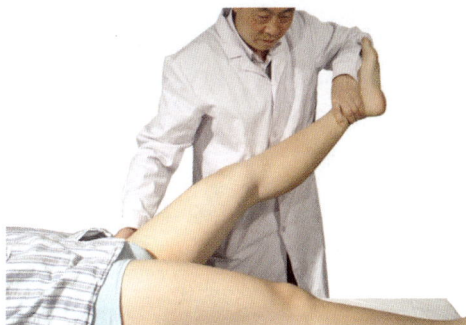

图1-3-24　直腿摇髋法

（5）摇踝　包括单手摇踝法和双手摇踝法两种。

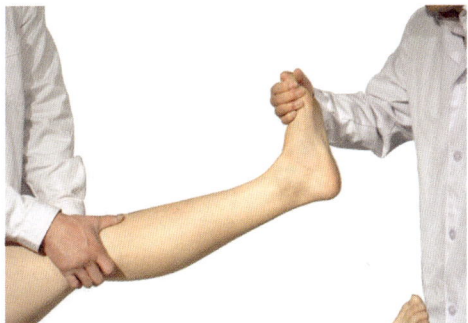

单手摇踝法　患者仰卧，踝部放松，助手握患侧小腿近端，术者一手握患侧足趾部，环旋摇晃踝关节（图1-3-25）。

图1-3-25　单手摇踝法

双手摇踝法 以外踝为例,患者稍向健侧卧位,患肢在上,助手握患侧小腿下端,术者一手握患侧足跟,另一手握患侧足背,两手拇指压放在外踝损伤部位,以腕关节的环旋运动带动患者踝关节做环旋运动(图1-3-26)。

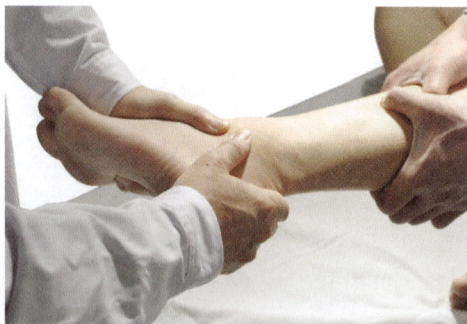

图1-3-26 双手摇踝法

(6)摇颈

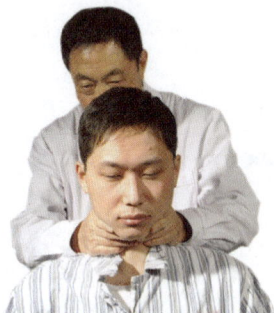

图1-3-27 摇颈

摇颈 患者取坐位,颈部放松,术者站于患者背后。术者两前臂压住患者两肩部固定患者躯体,术者腕部屈曲,四指托其下颌,拇指压放在风池穴。施法时,术者将腕关节逐渐伸直扳伸,同时以术者腕部的环旋摇晃,带动患者颈部做环旋摇晃(图1-3-27)。

（7）摇腰　包括坐位摇腰法、仰卧位摇腰法及俯卧位摇腰法。

坐位摇腰法　患者取坐位，一助手按扶患者两胯部，固定患者于坐位，术者站于患者背后，双手自腋下抱住患者胸部并向上稍做拔提，施法时以术者腰部的环旋摇晃带动患者腰部做环旋摇晃（图1-3-28）。

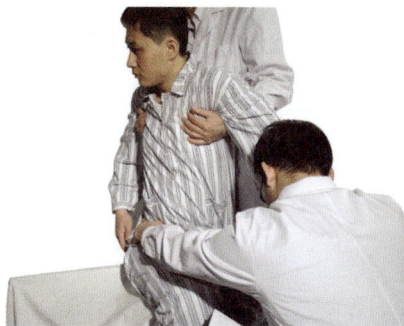

图 1-3-28　坐位摇腰法

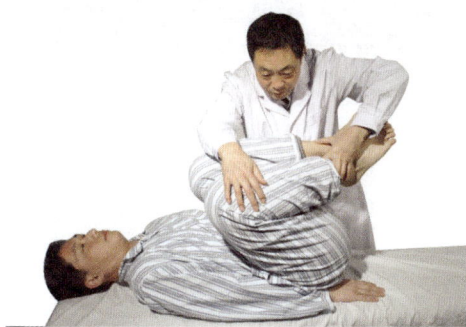

图 1-3-29　仰卧位摇腰法

仰卧位摇腰法　患者仰卧，双下肢屈膝、屈髋。术者一手及前臂按住患者双膝，另一手扶持其双小腿下端，以术者两上肢的环旋运动带动患者腰部做屈伸滚动摇晃（图1-3-29）。

俯卧位摇腰法　患者取俯卧位，双下肢自然伸直放松，术者一手扶按患者腰部，另一手抱其双下肢股部，并使其离开床面。施法时在横力牵引下利用术者腰部及抱双下肢手臂的旋转运动带动患者腰部摇晃（图1-3-30）。

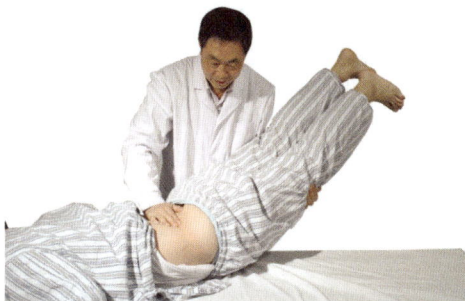

图 1-3-30　俯卧位摇腰法

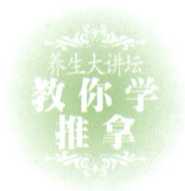

养生大讲坛
教你学
推拿

各 论

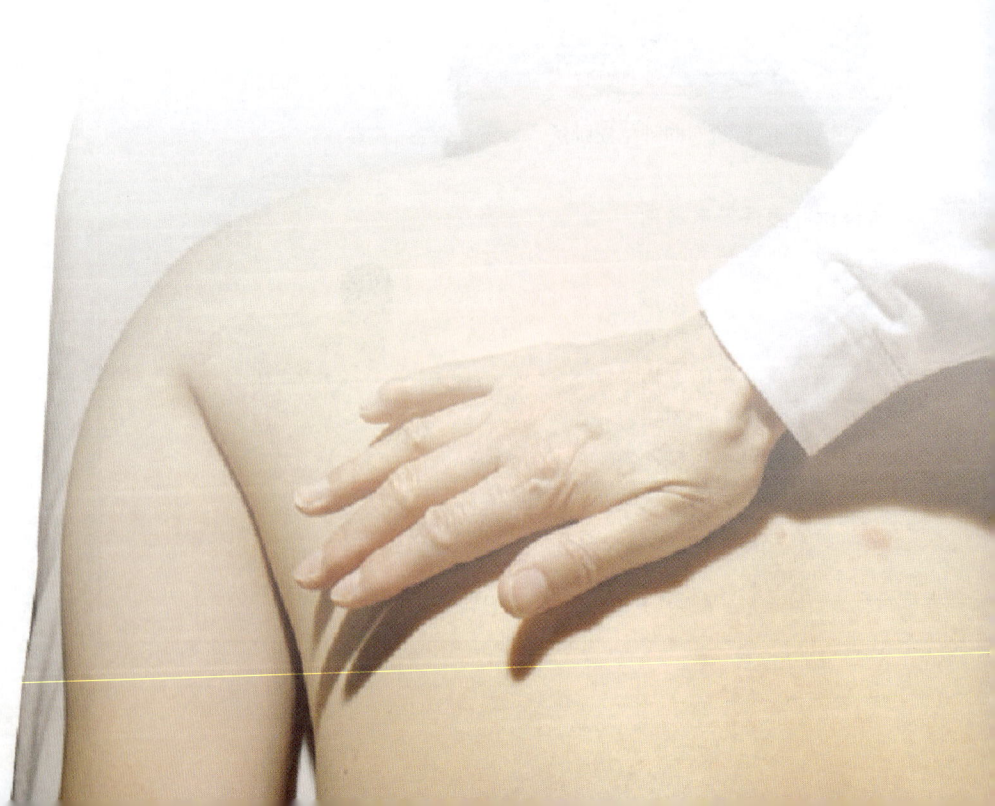

第一节　头颈躯干筋伤

一、颞下颌关节紊乱症

【发病机制】

颞下颌关节紊乱症是口腔颌面部常见的疾病之一，指颞下颌关节受到超常外力作用及劳损、寒冷刺激或周围炎症波及引起的下颌骨离位、伤筋，而随之产生的一系列临床症状与体征，亦称为颞下颌关节错缝或颞颌关节弹响症。本病好发于 20~40 岁的青壮年，女性较多，男女之比例为 1∶2.2（图 2-1-1）。

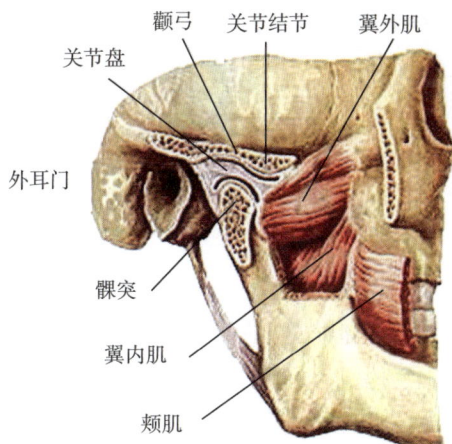

图 2-1-1　颞下颌关节解剖图

【临床表现】

1. 症状

（1）本病女性较多，好发于 20~40 岁的青壮年。患者多有局部创伤史，如曾承外力撞击、咬食硬物用力过猛、张口过大（如打呵欠）等急性创伤。不少患者有明显的咬合关系紊乱。如牙齿过度磨损、磨牙缺失过多、不合适的假牙等原因。另外精神因素与本病也有一定关系。

（2）患处关节出现局部酸胀或疼痛，咀嚼无力。

（3）可有弹响及运动障碍。

2. 体征

（1）疼痛部位可在关节区或关节周围，并可伴有轻重不等的压痛。

（2）当开、闭口或咀嚼时，颞下颌关节区僵硬，张口、闭口时下颌出现弹跳现象，同时伴有弹响。

（3）下颌运动异常，张口时下颌骨向健侧歪斜；闭口时牙缝不能并齐。

（4）少数患者还有头昏、耳堵塞感或耳鸣和听力减退等。

（5）颞下颌关节造影　在造影片上，关节盘往往不能自由向前活动。

（6）拍摄 X 线两侧颞下颌关节开、闭口斜位片相对比，可排除骨性疾患。如髁突顶白线明显消失或缺损，表示创伤性关节炎症；关节间隙变狭和比例失调，表示关节盘或髁突移位。

【手法按摩】

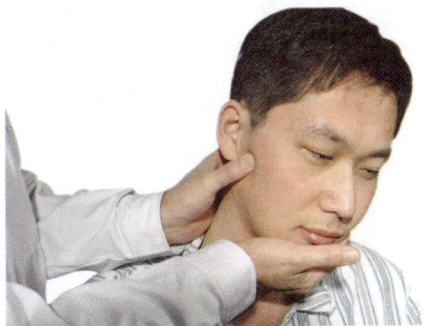

图 2-1-2　步骤 1（揉捻颞颌）

步骤1　患者坐位，术者立站在患者前方，用一手掌托其下颌，另一拇指放在颞颌关节处。用拇指在颞颌部揉捻（图 2-1-2）。

步骤2　助手站在患者身后，用手扶住患者后枕部，术者拇指伸入患者口内，勾住下牙，余四指拿住下颌向前下方拔伸，并轻轻摇动，另一手拇指在颞颌部揉捻（图 2-1-3）。

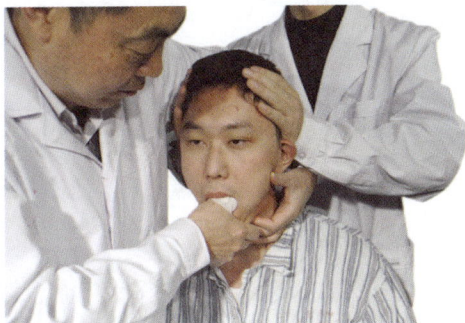

图 2-1-3　步骤 2（拔伸揉捻）

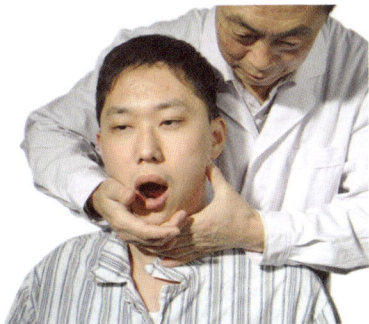

图 2-1-4　步骤 3（归挤推按）

步骤3　术者一手掌放在颞颌部，另一手掌放在健侧下颌部，令患者作张口、闭口动作，同时术者两手相对用力推按（图 2-1-4）。

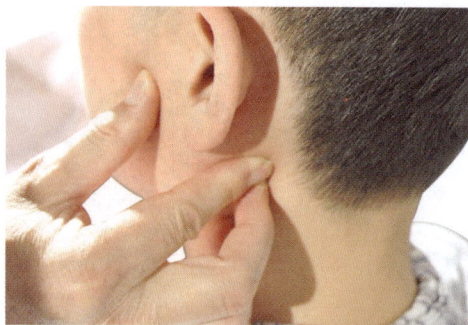

步骤4 术者一手中指在耳后揉捻（图2-1-5）。

图 2-1-5　步骤4（揉捻耳后）

【局部固定】

本病无需特殊固定。

【预防调护】

（1）应避免咬嚼生冷坚硬的食物。

（2）消除精神紧张的心理状态，保持精神乐观、放松。注意劳逸结合，多做户外锻炼。

（3）勿大张口，尤其在打哈欠时应注意。

（4）注意面颌部的保暖。

（5）每日进行张口练习，次数不定。消除有害的因素，如应积极治疗牙疾，避免长期单侧咀嚼食物，治疗夜间磨牙等。

二、落枕

【发病机制】

落枕多因睡觉时枕头过高、过低或过硬，或睡姿不良，头部过度偏转，使颈部肌肉长时间受到牵拉，处于过度紧张状态而发生静力性损伤；或于无防备的情况下，颈部肌肉突然收缩，引起肌纤维部分撕裂；或因平素缺乏锻炼，身体虚弱，气血循行不畅，颈项舒缩活动失调，复遭受风寒外邪侵袭，致经络不舒，气血瘀滞而痹阻不通，不通则痛，功能障碍。常见受累的肌肉有胸锁乳突肌、颈

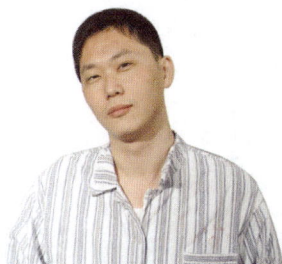

图 2-1-6　落枕态

前斜角肌或肩胛提肌、斜方肌等，并可出现颈肩部或一侧上肢的反射性疼痛（图 2-1-6）。

【临床表现】

1. 症状

（1）睡眠后出现颈部疼痛，活动时加剧。

（2）头部被迫固定于强制体位，颈部歪斜，头歪向患侧，活动欠利。

（3）患者常可回忆起夜间睡眠姿势不佳。

2. 体征

（1）检查胸锁乳突肌、斜方肌、菱形肌及肩胛提肌等处压痛，触之如条索状、块状，亦可出现肌肉起止点压痛。

（2）颈部前屈或向健侧旋转时，因牵拉受损肌肉而疼痛加重。

（3）颈部明显活动受限。

（4）X 线摄片常无明显病理征象，颈部关节错位者可见关节序列欠佳。

【手法按摩】

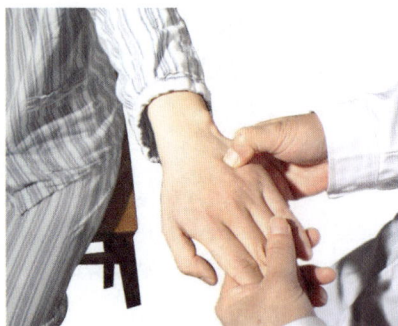

图 2-1-7　步骤 1a（点按劳宫）

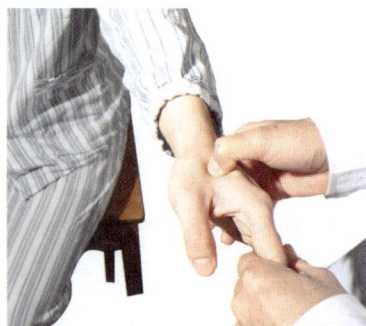

图 2-1-8　步骤 1b（点按合谷）

步骤1　患者坐位，术者点按患者双手合谷、劳宫、外关穴，每个穴位强刺激半分钟，同时嘱患者缓慢活动颈部（图 2-1-7、2-1-8、2-1-9）。

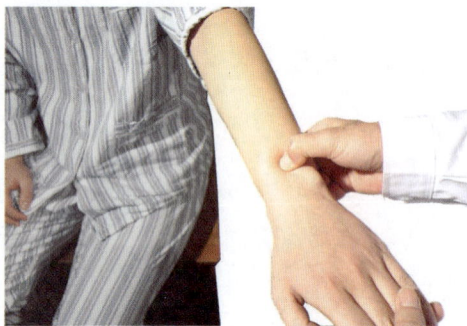

图 2-1-9　步骤 1c（点按外关）

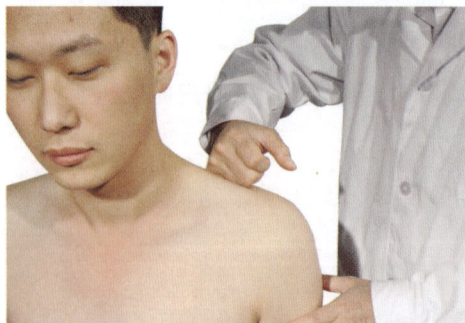

图 2-1-10　步骤 2（放松肩部肌肉）

步骤2　术者在患者肩部施用㨰法、拿法、一指禅推法及揉法，使肩部肌肉放松。操作 5 分钟左右（图 2-1-10）。

步骤3 术者在患者颈部实施拿法，重点放松斜方肌及胸锁乳突肌。手法宜轻不宜重，力量由小到大，层次由浅至深。放松5分钟左右（图2-1-11）。

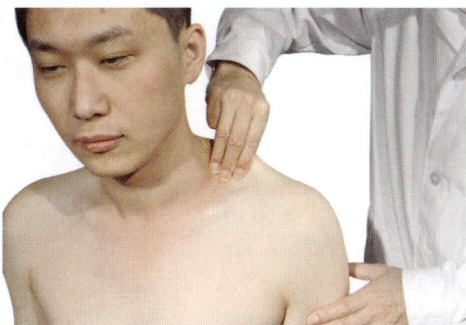

图2-1-11　步骤3（肩部拿法）

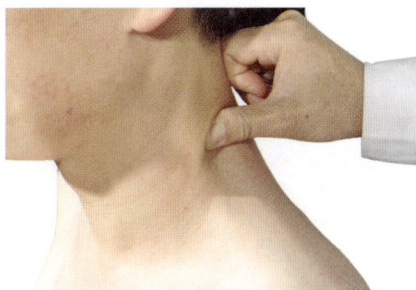

图2-1-12　步骤4（一指禅推颈）

步骤4 术者在患者颈部两侧实施一指禅推法，先做患侧，后做健侧，重点松解斜方肌及胸锁乳突肌。施术时应由上至下徐徐推行，按揉动作不可过快。力量由轻至重，层次由浅至深。当触及条索及硬结时，应在缓柔弹拨的同时施加高频低幅的震法，从而缓解痉挛，达到止痛的目的。放松5~10分钟（图2-1-12）。

步骤5 术者站于健侧，一手扶住患者枕部，一手托住患者下颌，缓缓摇动颈部向健侧，逐渐加大活动范围（图2-1-13）。

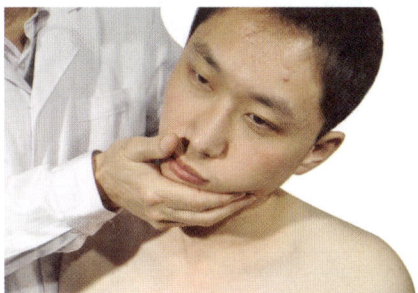

图2-1-13　步骤5（颈部摇法）

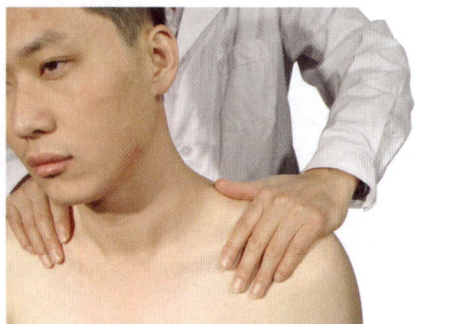

步骤6 术者在肩颈部实施散法以结束治疗（图2-1-14）。

图2-1-14　步骤6（颈肩散法）

【局部固定】

本病无需特殊固定。

【预防调护】

（1）治疗后应注意休息，避免受凉。

（2）尽量选用合适的枕头，枕头的高低、形状及软硬度应适合自身的需求。

（3）如发生反复落枕，可能是颈椎病先兆，应进一步接受治疗。

（4）适当进行颈部锻炼。

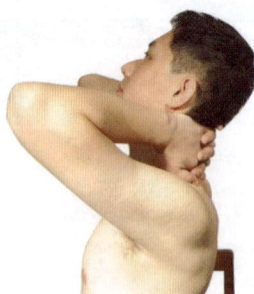

头处中立位，双手十指相叉抱在颈后，头做缓慢的前屈和后伸运动，同时双手用力向前对抗头的运动，以锻炼颈椎后侧的肌肉力量（图2-1-15）。

图2-1-15　颈部锻炼

三、颈椎病

【发病机制】

颈椎病又称颈椎综合征，也称颈部综合征。随着年龄的增长，颈椎间盘发生退行性变、脱水，纤维环弹性减退，椎间隙变窄，周围韧带松弛，椎体失稳而位移，椎体边缘骨质增生，黄韧带肥厚、变性，钩椎关节增生及关节突关节的继发性改变等。这些结构变化均可使颈椎椎管或椎间孔变形狭窄，直接刺激、压迫脊神经根、脊髓、椎动脉及交感神经等，从而引起相应的临床症状。或颈部外伤、劳损或受风寒湿邪侵袭，使颈椎间盘组织以及骨与关节逐渐发生退行性变（图2-1-16）。

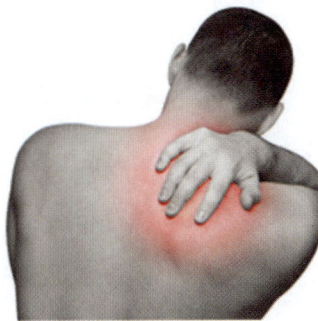

图 2-1-16　颈椎病

【临床表现】

颈椎病大致可分为以下几类：颈型颈椎病、神经根型颈椎病、椎动脉型颈椎病、脊髓型颈椎病、交感性颈椎病及混合型颈椎病等。本篇仅介绍具有代表性的 3 种类型的颈椎病。

1. 神经根型颈椎病

本型最为常见，约占颈椎病的 60%，多为单侧发病，也可双侧同时发病。症状及体征如下。

（1）突出症状是颈部神经根性痛，颈肩背疼痛，并向一侧或两侧上肢放射，常波及手指。

各

论

37

（2）疼痛为酸痛、钝痛或灼痛，伴有针刺样、刀割样或电击样痛。

（3）上肢沉重无力，有麻木或有虫爬等异样感觉，握力减退，持物易坠落。

（4）颈部活动受限，可出现颈部肌肉痉挛、头部歪斜，日久可见肌肉萎缩。

（5）可出现自主神经血管营养及功能障碍，表现为上肢皮肤发冷或发热、易出汗、发红或发白；指甲缺乏光泽，易折断等。

（6）臂丛牵拉试验阳性（图2-1-17）、椎间孔挤压试验阳性（图2-1-18）。

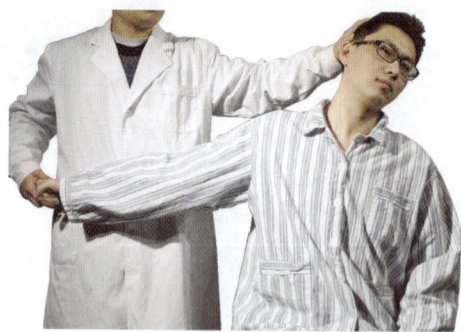

图2-1-17　臂丛牵拉试验

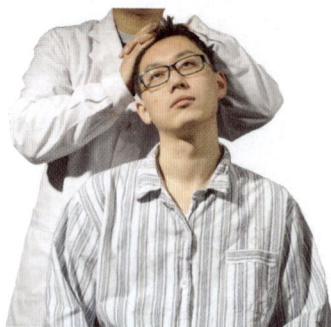

图2-1-18　椎间孔挤压试验

（7）X线摄片显示颈椎退行性病变，生理曲度改变，颈椎侧弯，椎体排序紊乱，项韧带、黄韧带钙化，椎间孔狭窄等。CT可见颈椎骨质增生，椎间孔狭窄等。

2. 椎动脉型颈椎病

本类型占颈椎病的20%左右。

（1）主要症状表现为头痛、眩晕、耳鸣、耳聋、恶心、呕吐，甚至出现持物落地、猝倒等，或发作性视觉障碍和意识障碍。

（2）常因头部转至某一位置时易诱发或加重。

（3）椎动脉扭转试验阳性（图2-1-19）。

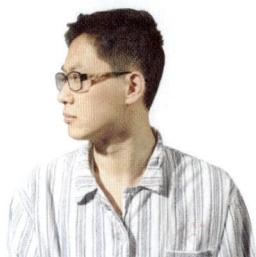

图2-1-19　椎动脉扭转试验

（4）X片显示颈椎退行性病变，钩椎关节增生。CT、MRI显示左右横突孔大小不一。椎动脉造影可见椎动脉变细、迂曲、甚至梗阻。

3. 脊髓型颈椎病

本病占颈椎病的10%~15%，患者多为40~60岁的中、老年人。约20%患者有颈部外伤史。

（1）患者常先出现下肢症状。如下肢无力、颤抖、易绊倒等。或同时伴有肢体麻木、疼痛、灼烧感、发冷等症状。

（2）随着病情发展，患者出现躯干症状。第2~4肋以下感觉障碍，胸腹及骨盆区域发紧。

（3）最后上肢可出现一侧或双侧单纯运动功能障碍，或单纯感觉障碍。

（4）晚期可出现一侧或双侧下肢瘫痪，二便失禁或尿潴留。

（5）颈部活动受限不明显，肌张力可出现增高，腱反射（肱二头肌腱和肱三头肌腱、跟腱反射、髌韧带）可亢进。常可引起病理反射，如霍夫曼征（图2-1-20）、巴宾斯基征阳性（图2-1-21）等。

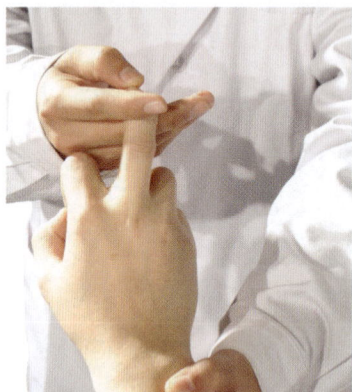

图2-1-20　霍夫曼征　　　　图2-1-21　巴宾斯基征

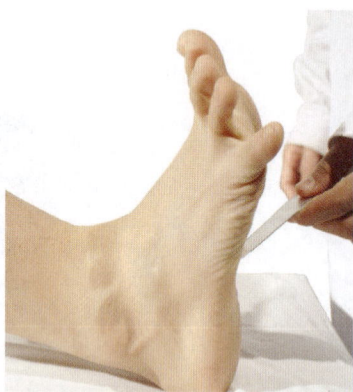

（6）X线摄片显示颈椎生理曲度变直，关节骨质增生，椎间隙狭窄，椎间孔变小。CT、MRI显示椎管狭窄，椎间盘膨出或脱出，椎体后缘增生。

【手法按摩】

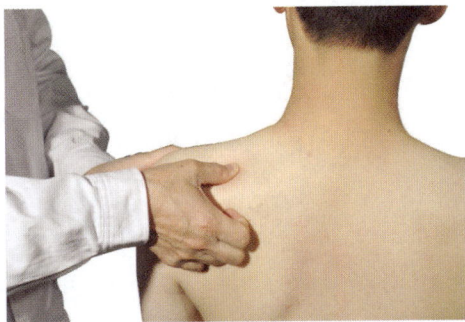

图 2-1-22　步骤 1（肩部放松）

步骤 1　患者坐位，术者在患者肩部所有肌肉丰厚处施用㨰法、拿法、及掌揉法，使肩部肌肉得到初步放松。放松 5 分钟左右（图 2-1-22）。

步骤 2　术者用拇指在冈上肌、冈下肌、菱形肌、三角肌处着重施点揉法，力量由轻至重，达到缓解肌肉痉挛、止痛的作用。施术 10 分钟（图 2-1-23）。

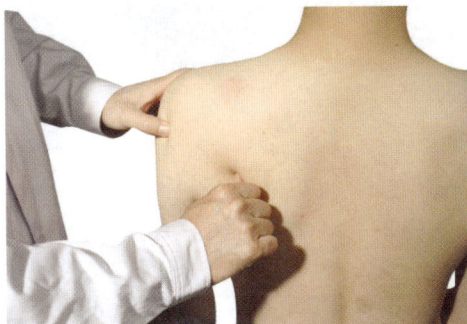

图 2-1-23　步骤 2（松解痉挛）

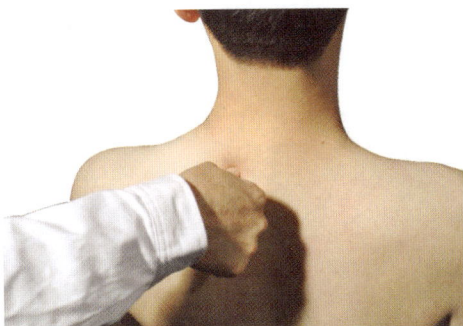

图 2-1-24　步骤 3（肩部弹拨）

步骤 3　术者用拇指顺序弹拨天宗、肩中俞、肩外俞、肩井、肩贞穴，力量以患者可以承受为度，反复操作 3~5 遍。然后在以上穴位处做深透的掌跟揉法。操作 3 分钟（图 2-1-24）。

步骤4 术者在颈部施拿法，顺序从上至下，力量由小到大，达到初步放松的目的。操作3分钟（图2-1-25）。

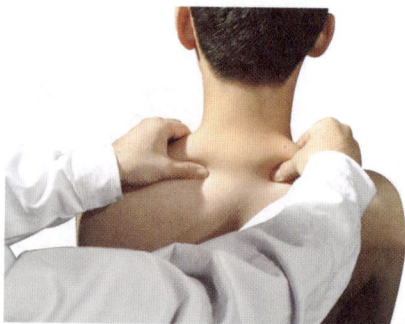

图2-1-25 步骤4（颈部拿法）

步骤5 术者用施术手的拇指在颈椎两侧肌肉丰厚处做一指禅推法，方向由上至下；另一只手扶住患者额头，同时缓慢活动患者颈部，配合施术手的操作。重点推揉肌肉及筋膜的起止点处。操作5分钟（图2-1-26）。

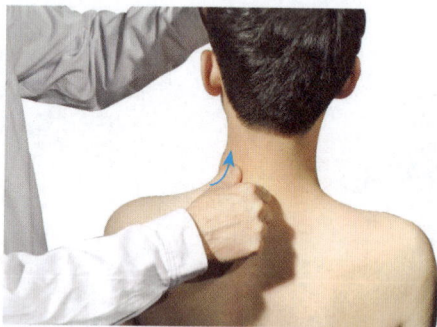

图2-1-26 步骤5（拇指推法）

步骤6 术者在患者颈部的痛点部位重点弹拨，力量由轻至重，以患者可以承受为度。不可在一处操作时间过长，同一痛点操作时间总和不应超过3分钟（图2-1-27）。

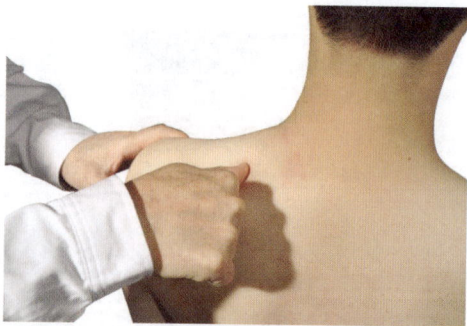

图2-1-27 步骤6（痛点弹拨）

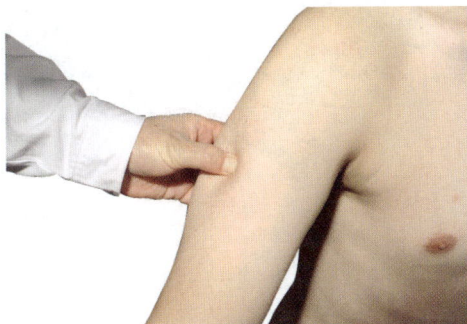

步骤7 如有手臂疼痛、麻木不适感的患者，术者应顺序点揉臂臑、曲池、尺泽、手三里、外关穴，并在手指部分做捻法（图2-1-28）。

图 2-1-28　步骤7（点揉上肢）

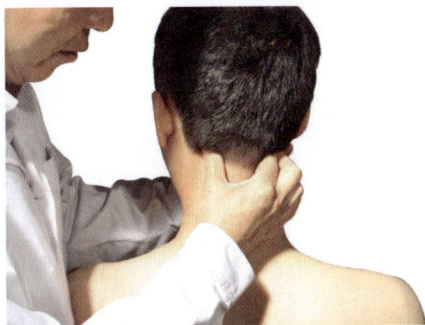

图 2-1-29　步骤8（牵引环旋）

步骤8 头晕、头痛者，术者站于患者一侧，用一手拇、示指做钳状，同时抵住患者左右两侧风池穴；另一手托住患者下颌，双手共同向上牵引，同时做环旋头部活动，到极限时发寸劲行扳法（图2-1-29）。注意应随时观察患者状况，若其感不适应立即停止施术，并施散法放松局部紧张组织，此法有一定的风险，须由有按摩基础的医师进行操作。

步骤9 术者对患者做颈、肩部的擦法，以达疏通经络、行气活血的目的（图2-1-30）。

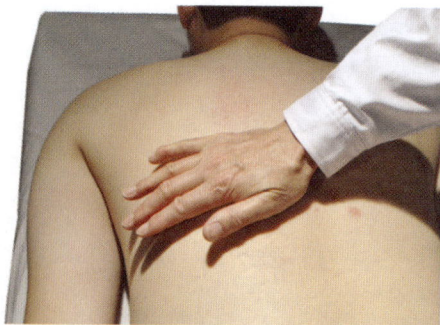

图 2-1-30　步骤 9（颈肩部擦法）

【局部固定】

病情较严重者应选用颈部固定装置。仅限于活动时佩戴，休息时摘下。

【预防调护】

（1）应注意休息，避免长时间伏案工作，避免颈部外伤。

（2）尽量选用合适的枕头，枕头的高低、形状及软硬度应适合自身的需求。

（3）椎动脉型颈椎病及脊髓型颈椎病患者不宜从事高空作业、驾驶、水下作业等。

（4）适当的功能锻炼　头处中立位，双手十指相叉抱在颈后，头做缓慢的前屈和后伸运动，同时双手用力向前对抗头的运动，以锻炼颈椎后侧的肌肉力量，并纠正颈椎生理曲度（图2-1-15）。

四、胸壁扭挫伤

【发病机制】

多由于直接暴力撞击、扭伤、努伤所致。胸壁挫伤后，局部出现血肿、水肿、渗出等炎性反应，可影响到胸膜壁层发生炎症反应，患者呼吸时引起胸膜摩擦而致局部疼痛。扛抬重物、闭气用力时，可引起胸腔内压突然增高，肺泡及小气泡破裂，而致努伤。另外，由于过度劳损或外伤性牵拉，也可造成肌肉撕裂伤，从而产生疼痛。

【临床表现】

1. 症状

（1）有明显胸部外伤史。

（2）胸背部有明显疼痛。挫伤及肌肉撕裂伤者，损伤部位明显肿胀、疼痛，严重者可出现皮下淤斑；肋椎关节错位者有放射性肋间神经痛；努伤者感胸闷气滞，疼痛范围广而深，胸部无明确压痛点。

2. 体征

（1）局部检查可见肿胀、压痛，严重者出现皮下淤斑。

（2）肋椎关节错位可见吸气时疼痛，呼吸时减轻。

（3）努伤者见咳嗽时疼痛加重，严重者可有咳血。

【手法按摩】

步骤1 患者坐位。助手蹲在患者前方，双手按住患者双腿；术者站在患者身后，双手从腋下抱住患者。

①术者将患者轻轻上提，按顺时针方向环转摇晃数次。

②在上提的同时，令患者吸气，使其胸廓膨隆。

③令患者身体前屈，同时术者之胸压挤患者之背，并以双手戳按患处（图2-1-31）。

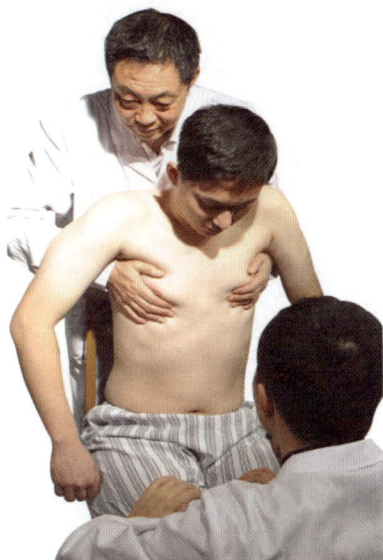

图2-1-31　步骤1（戳按胸壁）

步骤2 患者坐位，术者半蹲位站在患侧后方，手握患者手腕令其屈肘，另一手背置于胸部伤处。

①术者置于胸部之手背轻轻拍打患处数次。

②在术者牵拉上肢快速上提的同时，术者置于胸部之手反转以手掌面拍打患处（图2-1-32）。

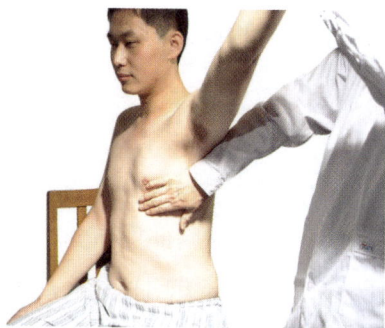

图2-1-32　步骤2（拍打胸壁）

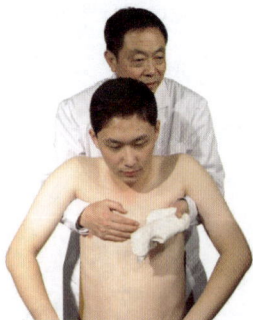

图2-1-33　步骤3（持巾环抱）

步骤3 患者坐位。以左侧为例助手半蹲在患者前方，双手按压患者双腿；术者站在患者身后，双手从腋下抱住，左手持毛巾一块。（图2-1-33）。

步骤4 术者将患者轻轻提起，环转摇晃数次（图2-1-34）。

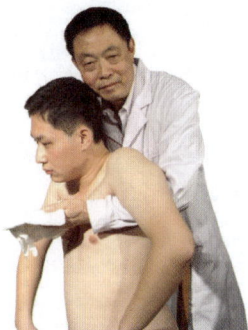

图2-1-34　步骤4（环转摇晃）

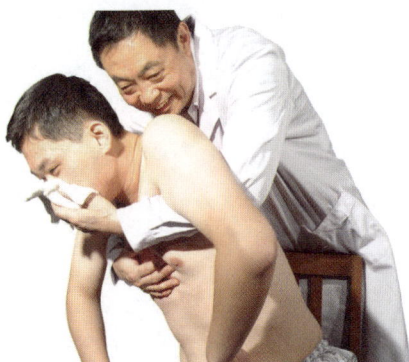

步骤5 嘱患者挺胸深吸气，并使患者身体向右倾斜，用毛巾捂住患者口鼻（图2-1-35）。

图2-1-35 步骤5（捂住口鼻）

步骤6 令患者身体前屈并右倾，用力咳嗽，同时撤去毛巾，术者右手按在伤处拍打，捋顺（图2-1-36）。

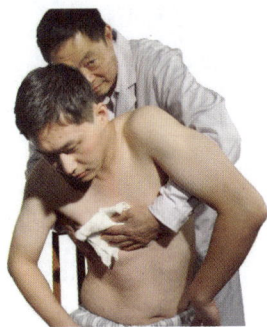

图2-1-36 步骤6（拍打捋顺）

【局部固定】

有明显胸部软组织损伤者应用弹性绷带固定。

【预防调护】

（1）患者应多休息，避免劳累及再次受伤。

（2）在诊断上应注意与心肺疾患引起的胸痛症状相鉴别，遇有此类患者应慎用或禁用推拿治疗。

（3）早期疼痛严重者,施理筋推拿手法后可用绷带做适当外固定,2周后行功能锻炼。嘱患者尽量下地行走,可适度做扩胸、肢体伸展运动,多做深呼吸,鼓励患者咳嗽等。

五、胸椎关节突关节错缝

【发病机制】

胸背部遇到外界比较强大的暴力时,可能造成胸椎关节突关节的损伤与错位。有时关节错位后可使关节滑膜嵌入关节间隙内,阻碍关节复位。大致可分为3种形式的损伤,即过屈位损伤、过伸位损伤和旋转型损伤。

【临床表现】

1. 症状

（1）多有过屈、过伸或肩背旋转运动或受伤史。

（2）伤后症状常当时较轻,数小时后或次日加重。

（3）背部感觉明显不适,如负重物,常伴有疼痛,疼痛感可放射至前胸,坐位时需要经常变换体位。严重时行走或咳嗽、打喷嚏等均可引起疼痛加剧。

2. 体征

（1）患椎及相邻椎体有深压痛,压痛点位于棘突上或棘间处。患椎棘突常向后突出,抚之硌手。常可见背部一侧肌肉痉挛隆起。

（2）仔细触摸棘突,常可发现棘突序列不齐,可有向左或向右偏歪。

（3）X线摄片检查多无异常发现。

【手法按摩】

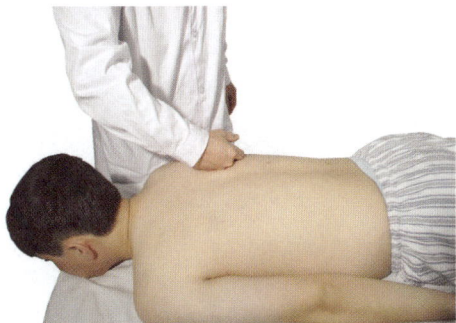

图 2-1-37　步骤 1（背部㨰法）

步骤 1　患者俯卧位，术者在患者背部做广泛深透的㨰法、掌跟揉法，操作 5 分钟左右（图 2-1-37）。

步骤 2　术者双手拇指从上至下弹拨单侧痉挛的肌肉。力度由轻至重，以患者能够承受为度。操作 5 分钟（图 2-1-38）。

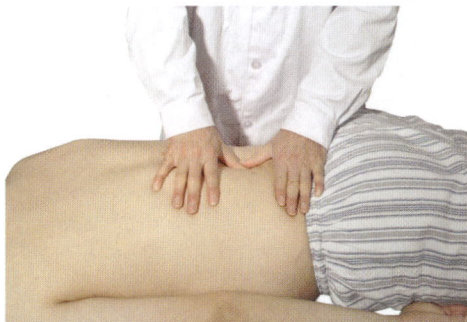

图 2-1-38　步骤 2（拇指弹拨）

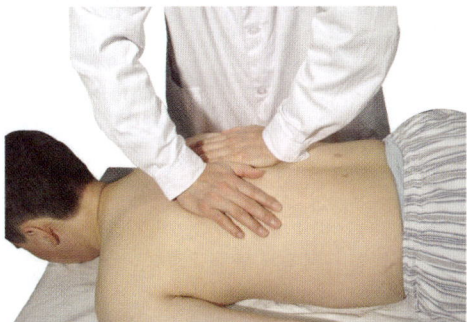

图 2-1-39　步骤 3a（俯卧位胸椎整复）

步骤 3　①俯卧位胸椎整复：患者俯卧，术者站于患者疼痛较剧烈一侧，双手交叉，掌根置于患处棘突两侧横突处，以顺时针方向锁紧皮肤。嘱患者将气吐净，待呼气末时双手同时施力向下按压，可闻及弹响表示复位成功（图 2-1-39）。

②坐位提拉胸椎：患者坐位，术者两手指相互交叉置于后颈部，两肩、两肘向外展开。立于患者背侧，双手绕过患者上臂之前至前臂之后，双手交叉握住患者颈后部，胸部顶住患者背部。待患者放松后，术者双手借腰部力量迅速上提，常可闻及数声弹响，则表示关节得以复位（图2-1-40）。

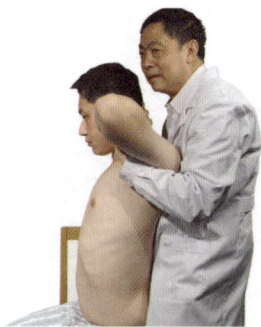

图 2-1-40　步骤 3b（坐位提拉胸椎）

③仰卧位胸椎整复：患者仰卧，两手臂交叉置于胸前。术者站于患者一侧，一手握拳，置于患处棘突两侧，一手锁紧患者两臂，同时使患者逐渐躺平，术者重心前压，嘱患者将气吐净，在呼气末时瞬间下压，听到弹响即表示复位（图2-1-41）。

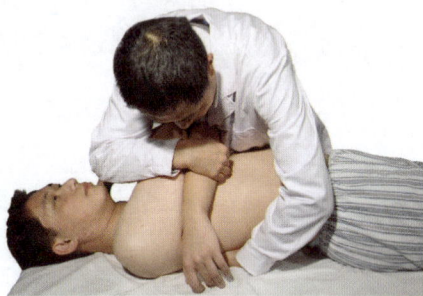

图 2-1-41　步骤 3c（仰卧位胸椎整复）

【局部固定】

本病无需特殊固定。

【预防调护】

（1）治疗后应避免受凉、外伤。

（2）卧床应尽量使用硬板床，以利于关节复位后的稳定。

（3）应进行适当锻炼，如扩胸、振臂等运动，但运动幅度不可过大。

六、项背筋膜炎

【发病机制】

项背筋膜炎又称项背肌筋膜纤维织炎。由于慢性微小损伤、受寒、病毒及精神等因素导致项背部软组织的病变，常导致局部组织疼痛、僵硬、运动障碍等。累及的肌肉常为斜方肌、胸锁乳突肌及肩胛提肌等。

【临床表现】

1. 症状

（1）患者感颈肩基底部疼痛、酸胀，疼痛向一侧或两侧肩背部放射。

（2）肩胛骨脊柱缘区域疼痛，陈伤及劳损者常有酸胀感。受寒后疼痛加剧，活动或遇暖后疼痛可缓解。

2. 体征

（1）病变局部无红肿现象，用力压迫或提捏、挤压受累肌肉时可出现触痛，胸锁乳突肌、斜方肌和肩胛提肌最常受累。

（2）血液化验多正常，偶可出现血沉或抗"O"抗体偏高。

（3）X线摄片多无异常，如病变累及胸肋关节可见局部高密度影。

【手法按摩】

步骤1 患者俯卧位，术者在患者背部做广泛深透的㨰法、掌跟揉法，操作5分钟左右（图2-1-42）。

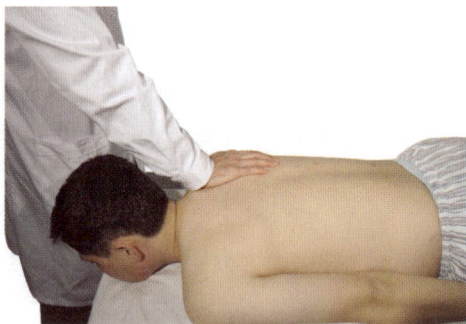

图2-1-42　步骤1（掌根揉法）

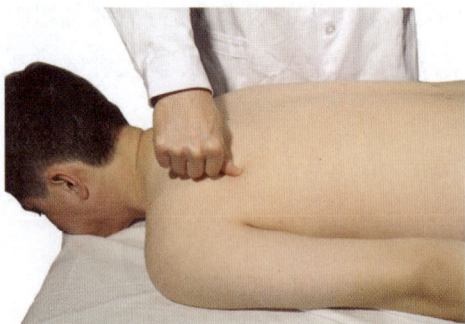

步骤2 术者用拇指顺序弹拨天宗、肩中俞、肩外俞、肩井、肩贞穴，力量以患者可以承受为度，反复操作3~5遍。然后在以上穴位处做深透的掌跟揉法。操作3分钟（图2-1-43）。

图2-1-43　步骤2（穴位弹拨）

步骤3 助手站于患者健侧，一手扶肩，一手掌心扶于胸前。术者站于患侧，一手拿腕，另一手扶患侧肩部。拿腕之手在水平方向上牵引，并用摇法摇肩10次（图2-1-44）。

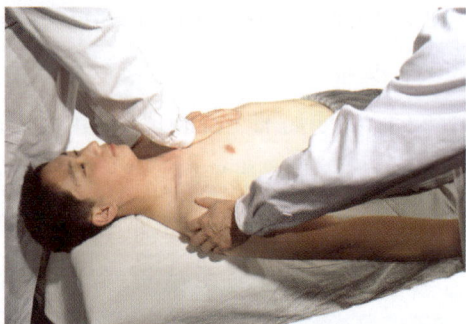

图2-1-44　步骤3（摇肩）

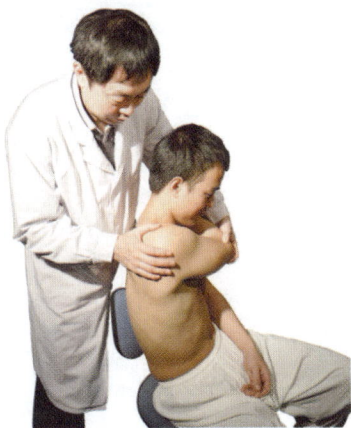

步骤 4 术者以膝顶于患者腋窝，和拿腕之手相互对抗牵引，使手臂在外展 90°位横向拔伸，然后再使手臂高举，在胸前屈肘内收，使手触及对侧肩部（图 2-1-45）。

图 2-1-45　步骤 4（屈肘内收）

步骤 5 术者使患者屈肘并后伸上臂，同时用拿肩部之手的拇指在肩胛骨脊侧缘与冈下肌附近点揉。最后拿肩腕之手将手臂向斜上方拔伸，同拇指指腹用力沿肩胛脊侧由上向下捋顺。操作 5 分钟（图 2-1-46）。

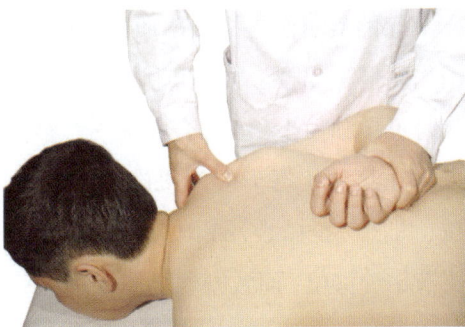

图 2-1-46　步骤 5（屈肘后伸）

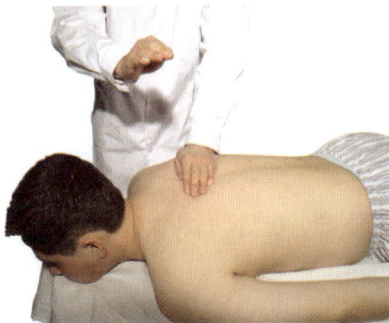

步骤 6 术者用散法、拍打法等手法结束治疗（图 2-1-47）。

图 2-1-47　步骤 6（拍打法）

【局部固定】

本病无需特殊固定。

【预防调护】

（1）注意避免受凉或感冒。

（2）加强项背部锻炼，如做体操（单杠引体向上、俯卧撑等）、五禽戏、打太极拳等，以增强项背肌的力量。

七、急性腰扭伤

【发病机制】

急性腰扭伤是指腰部肌肉、筋膜、椎间关节、腰骶关节的急性损伤。俗称闪腰。腰部范围内的肌肉、筋膜、韧带及关节在急性损伤时可单独发生，亦可合并损伤。多由间接暴力造成，常常是由于人体在某种状态下腰部肌肉强烈收缩，使肌肉和筋膜受到过度牵拉、扭曲甚至撕裂，或因滑膜嵌顿于关节突关节内所导致，常伴有关节错缝移位，而致剧烈腰痛。

【临床表现】

1. 症状

（1）易发生于腰部，以青壮年和体力劳动者多见。男性患者多于女性。

（2）多有腰部扭挫伤史。

（3）腰部一侧或双侧疼痛剧烈，在活动、咳嗽、打喷嚏，甚至深呼吸时腰部疼痛加剧。

（4）严重者腰部呈撕裂样疼痛，不能坐立及行走，疼痛可牵涉到一侧或两侧臀部及大腿后侧。

2. 体征

（1）在损伤早期绝大多数患者有明显的局限性压痛，多位于腰骶关节、髂嵴后部或第3腰椎横突处，同时可扪及腰部肌肉明显紧张。

（2）腰部各个方向活动均受限，特别是前屈受限明显。卧位检查时可见患者上床、翻身、起坐困难，可与腰椎间盘突出症等压迫神经根引起的下肢痛相鉴别。

（3）部分患者直腿抬高试验及拾物试验可呈阳性，但加强试验为阴性。

（4）X线摄片检查可见腰椎生理性前曲消失或有轻度侧弯，椎体序列紊乱。

【手法按摩】

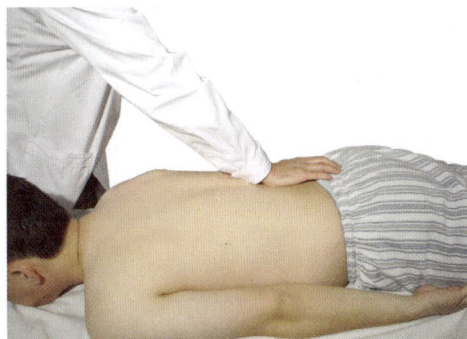

图2-1-48　步骤1（掌根按揉）

步骤1　患者俯卧位，术者用两手掌根自肩部开始由上而下按揉至腰骶部，力量由轻至重，操作3分钟（图2-1-48）。

步骤2 而后术者手或肘部在患者腰部做广泛而深透的㨰法，操作5分钟（图2-1-49）。

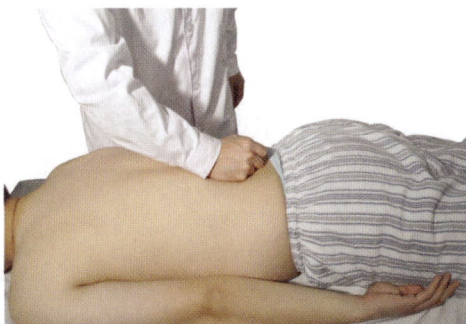

图2-1-49 步骤2（腰部㨰法）

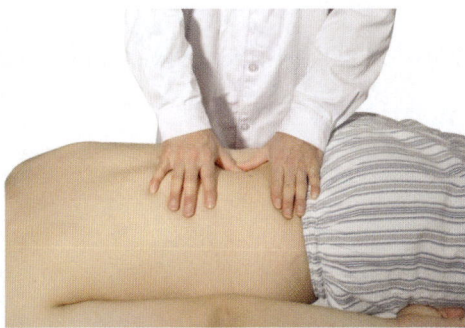

步骤3 术者站于患者健侧，两手拇指上下重叠置于竖脊肌脊柱缘侧，由内向外弹拨痉挛的肌肉。由痛点上方按摩至髂后上棘，力量不应过重，以患者能够承受为度。反复操作5分钟（图2-1-50）。

图2-1-50 步骤3（竖脊肌弹拨）

步骤4 术者以两手的拇指和其余4指相对用力捏拿腰肌，捏拿方向与肌腹垂直，从腰部起捏拿至骶部臀肌。重点操作两侧竖脊肌和压痛点处，反复2~5分钟（图2-1-51）。

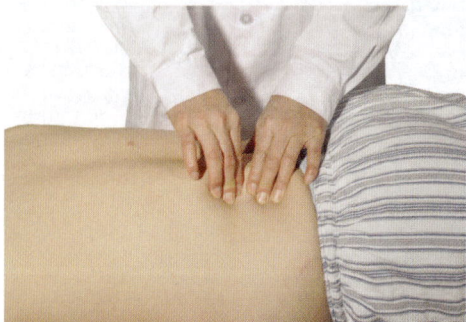

图2-1-51 步骤4（竖脊肌拿捏）

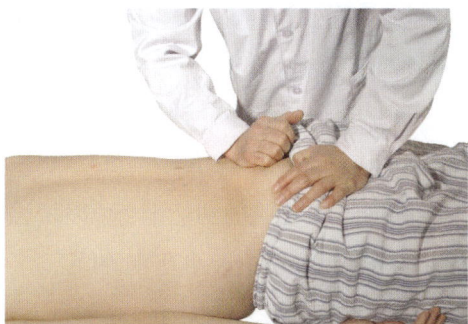

步骤5 术者以掌根或小鱼际着力，在患者腰骶部按揉。以患侧及痛点处为主，边按揉边滑动，以局部感到微热为宜（图2-1-52）。

图 2-1-52 步骤5(局部按揉)

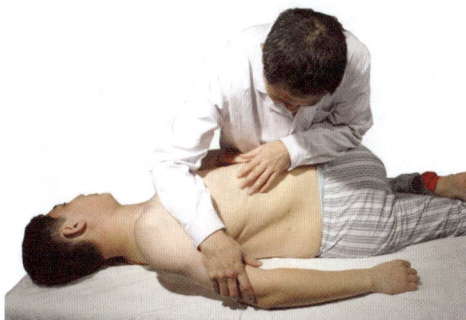

图 2-1-53 步骤6（腰椎扳法）

步骤6 如有腰椎小关节错位的患者，应以腰椎扳法整理脊柱。患者取侧卧位，患侧在上，屈曲髋、膝关节，健侧髋、膝关节伸直。术者立于患者前侧，一手置其肩部，另一手置于其臀部，两手相对反方向用力，使患者上身和臀部做反向旋转（肩部旋后，臀部旋前，同时令患者腰部尽量放松），活动到最大程度时，再突然发力，可闻及数声弹响。令患者变换反向卧位，施同样手法，即可完成关节的整复（图2-1-53）。

【局部固定】

患者应佩戴腰围，可保护腰部防止再次损伤，且可维持腰椎关节稳定。

【预防调护】

（1）嘱患者适当卧床休息，避免受凉，避免过度腰部活动或负重。

（2）站立、行走时应佩带腰围，休息时摘下。

（3）腰痛症状缓解后，应逐步加强腰背肌的功能锻炼，以增强腰部抵抗力，防止复发。进行五点支撑、抱膝滚及小燕飞等练习。

①五点支撑　仰卧位，双侧屈肘、屈膝，以头、双足跟、双肘5点作支撑，双掌托腰用力把腰拱起，反复多次，直至开始出现疲劳感时为止（图2-1-54）。

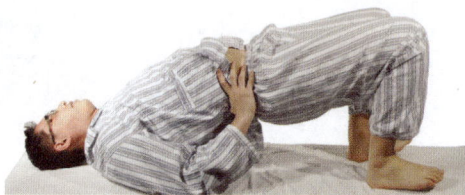

图2-1-54　五点支撑

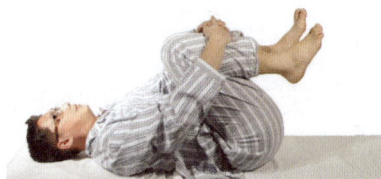

图2-1-55　抱膝滚1

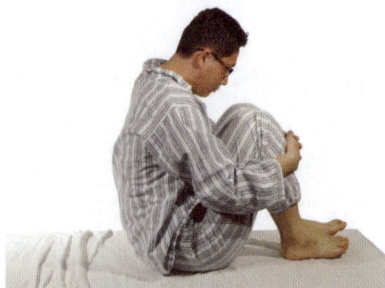

图2-1-56　抱膝滚2

②抱膝滚　仰卧位，两侧髋膝关节屈曲两臂环抱双腿，尽量屈曲髋关节使双侧大腿前侧完全贴胸壁，最后抱住双腿使背部作轮式滚动。（图2-1-55、2-1-56）。

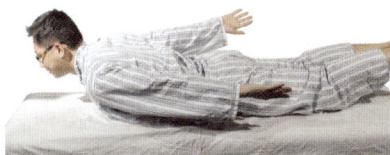

图 2-1-57　小燕飞

③小燕飞　俯卧位，双上肢靠身旁伸直，把头、肩并带动双上肢向后上方抬起，同时双下肢直腿向后上抬高进行成飞燕状，反复多次，直至开始出现疲劳感时为止（图 2-1-57）。

八、慢性腰肌劳损

【发病机制】

常见原因为腰部长期过度负重或长期腰部姿势不良，使腰部肌肉、韧带持久地处于紧张状态。如长期伏案工作者姿势不良、弯腰持续工作时间太长等。这种长期积累性劳损导致肌肉、韧带（常见于棘上韧带）慢性撕裂，出现炎症反应，以致腰痛持久难愈。或因腰部急性扭伤后，局部肌肉、韧带、关节等组织受损，若失治或误治，损伤未能恢复，迁延成为慢性。另外，腰椎先天畸形的解剖缺陷，如腰椎骶化、骶椎腰化、先天脊柱隐裂等，以及后天性损伤，如腰椎压缩性骨折、脱位和腰椎间盘突出等，都可造成腰部肌肉、韧带的平衡失调，而引起慢性腰肌慢性损伤。

【临床表现】

1. 症状

（1）患者近期无明显外伤史，既往可有急性腰部受伤史。

（2）患者弯腰困难，持久弯腰时疼痛可加剧，适当活动或变换体位后腰痛可减轻。

（3）患者喜用两手叉腰，可使腰部感觉舒服并减轻疼痛。

2. 体征

（1）触诊有时可见生理性前突变小。

（2）单纯性腰肌劳损的压痛点常位于腰椎棘突两旁的竖脊肌处，或髂嵴后部及骶骨后的竖脊肌附着点处。若伴有棘间、棘上韧带损伤，压痛点则多位于棘间、棘突上。

（3）直腿抬高试验阴性，神经系统检查无异常。

（4）X线摄片检查可见脊柱腰段的生理弯曲改变或有轻度侧弯。可见骨骼骨质疏松，椎体退行性变，椎体前缘、椎间孔骨质增生。可见腰骶角增大。

【手法按摩】

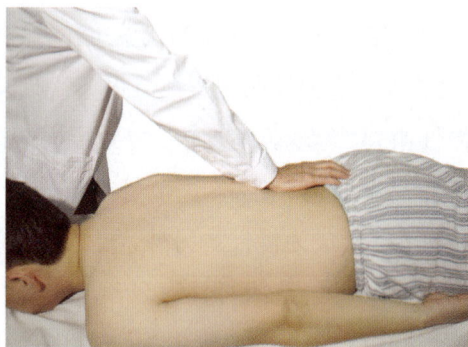

图2-1-58　步骤1（掌根揉按）

步骤1　患者俯卧位，术者用两手掌根自肩部开始由上而下按揉，力量由轻至重，操作3分钟（图2-1-58）。

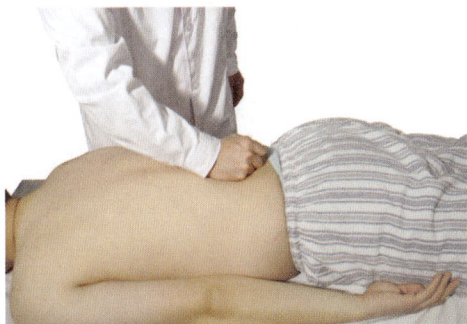

图 2-1-59　步骤 2（腰部㨰法）

步骤 2　术者用手或肘部在患者腰背部做广泛而深透的㨰法，操作 5 分钟（图 2-1-59）。

步骤 3　术者站于患者健侧，两手拇指上下重叠置于竖脊肌脊柱缘侧，由内向外弹拨肌肉。由肩部按摩至髂后上棘，力量由轻至重，以患者能够承受为度。反复操作 5 分钟（图 2-1-60）。

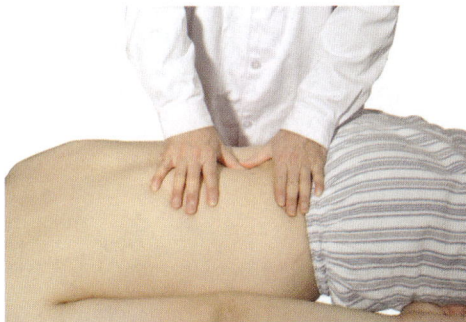

图 2-1-60　步骤 3（竖脊肌弹拨）

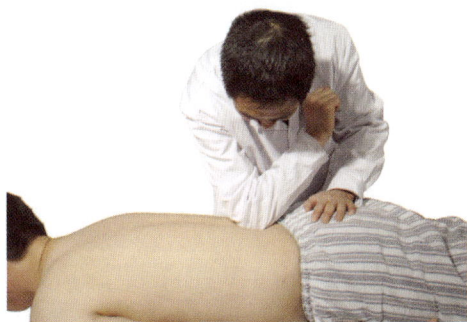

图 2-1-61　步骤 4（肘按、弹拨）

步骤 4　术者用肘关节在腰骶部肌肉做弹拨手法。在髂后上棘内侧缘处（腰眼穴）施加一恒力并做少许停留，同时嘱患者平抬同侧下肢，维持 3~5 秒后放下即可。反复操作 5 分钟（图 2-1-61）。

步骤5 术者双手拇指重叠，弹拨第3腰椎横突处软组织，力量不宜过重，以患者可以承受为度。操作3分钟（图2-1-62）。

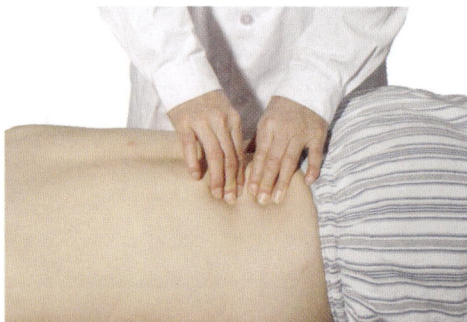

图2-1-62 步骤5（弹拨腰3横突）

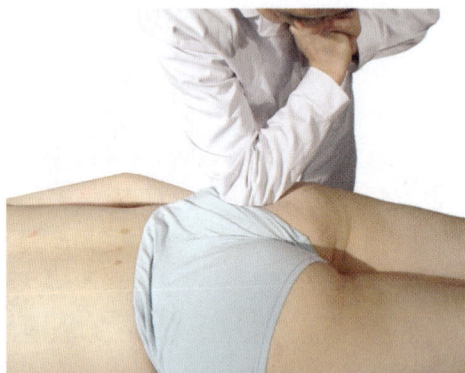

图2-1-63 步骤6（肘按环跳）

步骤6 术者以肘关节在患者环跳、居髎穴做点揉手法，力量以患者能够承受为度。而后用双手拇指于下肢外侧弹拨髂胫束，由上至下，力量由轻至重。总共操作10分钟（图2-1-63）。

步骤7 术者对患者应实施腰椎侧扳法，以达到松解关节粘连、舒筋活血的作用。具体操作见"急性腰扭伤"章节，此法有一定的风险，须由有按摩基础的医师进行操作（图2-1-64）。

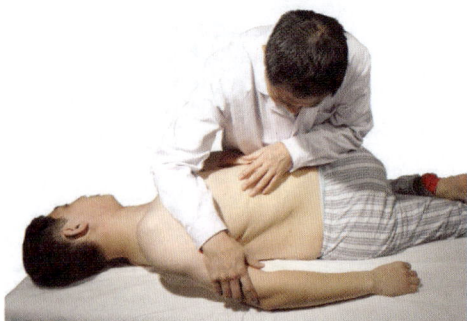

图2-1-64 步骤7（腰椎侧扳）

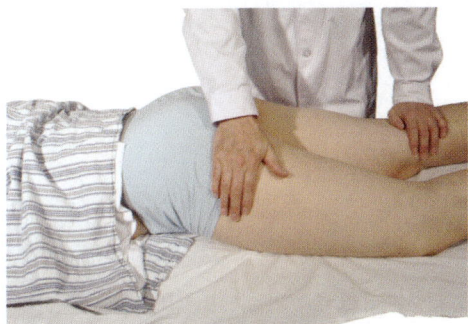

步骤 8 术者在腰背部及下肢做大面积散法，结束手法（图 2-1-65）。

图 2-1-65　步骤 8（散法）

【局部固定】

本病无需特殊固定。

【预防调护】

（1）腰部应注意保暖，防止风寒湿邪侵袭。

（2）避免长时间过度弯腰工作，在工作中尽量经常变换体位。注意纠正不良姿势。

（3）加强腰背肌的功能锻炼。（参考急性腰扭伤）

九、第 3 腰椎横突综合征

【发病机制】

腰 3 横突综合征是指由于腰 3 横突过长等因素，导致第 3 腰椎周围软组织损伤，进而刺激神经，产生腰部及臀部疼痛的症候群。第 3 腰椎活动度大，横突最长，因而该横突所承受的牵拉力最大，较其他椎体横突损伤机会多。外伤、长期劳损、受凉等因素都是本病的诱因。

【临床表现】

1. 症状

（1）常有腰部扭伤史，也可无明显诱因。

（2）腰部疼痛可以一侧也可为两侧，表现为腰部连及臀部弥散性疼痛，严重时可向大腿后侧及至腘窝处放射，一般不超过膝关节。

（3）腰痛多为刺痛或酸痛，腿痛多为隐痛，咳嗽及打喷嚏对疼痛无影响。

（4）通常无明显活动受限，较严重时腰部侧屈受限可明显。

2. 体征

（1）早期可见患侧腰部及臀部肌肉痉挛疼痛，表现为局部隆起、紧张，晚期病侧肌肉萎缩。

（2）压痛点位于第 3 腰椎横突处，并可触及条索及结节。

（3）直腿抬高试验可呈阳性，但多超过 50°，加强试验阴性。

（4）X 线摄片检查可见第 3 腰椎横突明显过长，或伴有两侧长短不对称及椎体旋转。

【手法按摩】

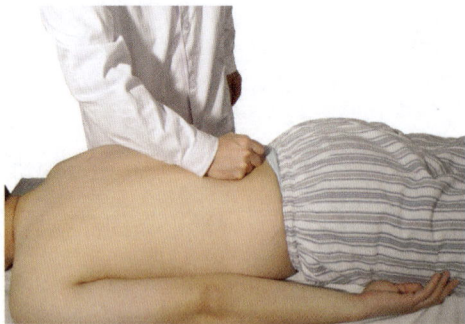

步骤1 患者俯卧，术者以手或肘部在患者腰部做广泛而深透的㨰法，操作 5 分钟（图 2-1-66）。

图 2-1-66　步骤 1（腰部㨰法）

步骤2 术者站于患侧，双手拇指重叠点揉腰3横突端部，可左右弹拨。注意力量不可过大，不可施以暴力点揉，以免加重损伤。操作3分钟（图2-1-67）。

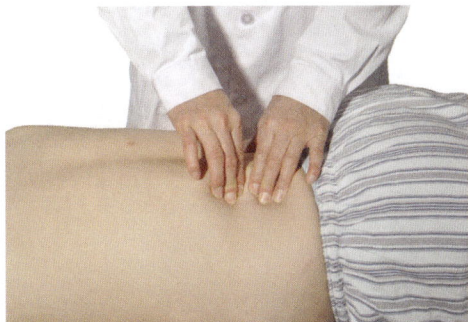

图2-1-67 步骤2（弹拨腰3横突）

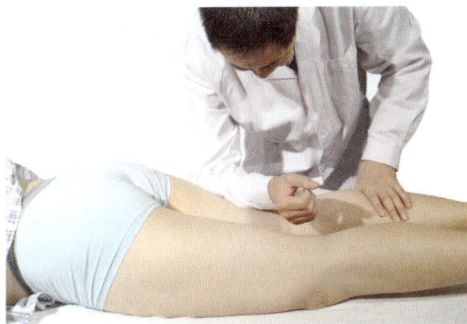

图2-1-68 步骤3（下肢㨰法）

步骤3 术者以前臂尺侧在患侧臀部及大腿做广泛的㨰法，要求力量能够渗透至深层组织。反复操作5分钟（图2-1-68）。

步骤4 术者以肘关节在患者环跳、居髎穴做点揉手法，力量以患者能够承受为度。而后用双手拇指于下肢外侧弹拨髂胫束，由上至下，力量由轻至重。总共操作10分钟（图2-1-69）。

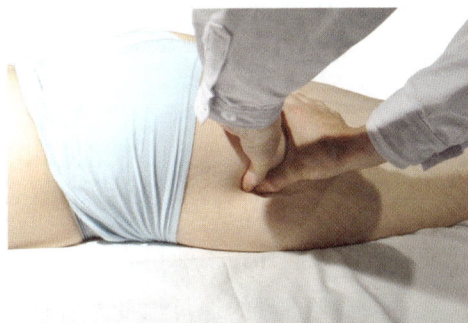

图2-1-69 步骤4（弹拨髂胫束）

步骤5 如有腰椎小关节紊乱者可行腰椎侧扳法以纠正错位。具体手法同"急性腰扭伤"中的手法。

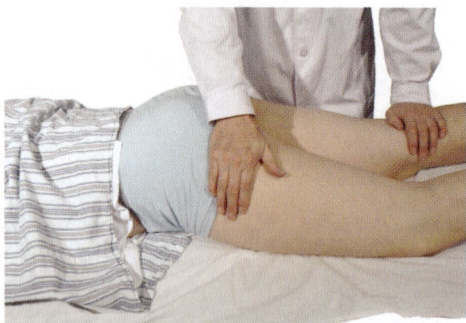

步骤6 术者在腰部及下肢做大面积散法，结束手法（图2-1-70）。

图2-1-70 步骤6（散法）

【局部固定】

本病无需特殊固定。

【预防调护】

（1）患者应多休息，避免过度劳累。

（2）腰部应注意保暖，防止风寒湿邪侵袭。

（3）病情缓解后适当进行腰部锻炼。方法参照"急性腰扭伤"。

十、腰椎间盘突出症

【发病机制】

由于退行性变或外力作用，使腰椎间盘纤维环破裂、髓核突出，压迫神经根、血管、脊髓、马尾神经等，产生以腰痛、下肢放射痛为主要表现的疾病称为腰椎间盘突出症。

（1）腰椎间盘的退行性变及外伤是导致腰椎间盘突出症的主要原因。其中退行性病变为内因，损伤为外因。椎间盘的退变多发生于 30 岁之后，表现为水分及营养成分减少、弹性下降，随之椎体间隙逐渐变窄，椎体周围韧带松弛，腰椎失稳。当出现一次外界的损伤或不协调的运动后，便会导致椎间盘的突出，压迫神经导致腰腿痛。

（2）外感寒凉也是导致椎间盘突出的因素。在原本损伤及退变的基础上，因躯体受到寒邪侵袭，肌肉紧张痉挛，从而增加了对椎间盘的压力。当椎间盘内应力分配不均时即可导致椎间盘突出。

【临床表现】

1. 症状

（1）本病好发于青壮年及老年人，男性患者多于女性，下腰部椎间盘为本病的好发部位，约占总发病患者数的98%。

（2）腰腿痛或放电、麻木感是腰椎间盘突出症最主要的症状。

（3）患者常有腰部扭伤病史，病情缓解后出现大腿后外侧的放射痛及麻木感。

（4）可出现相应神经支配区域的感觉改变，如发冷、发热、触觉迟钝等。

（5）久坐、站立、行走、排便、咳嗽、打喷嚏时症状加重。

（6）腰部各个方向的活动均可受限，尤其后伸及向患侧屈曲时最为明显。

2. 体征

（1）患侧有明显压痛点，同时伴有下肢放射痛。

（2）腰椎间盘突出症患者常可见脊柱侧弯。脊柱侧弯可以屈向患侧，也可屈向健侧。当椎间盘突出压迫神经根内下方时（腋下型），脊柱向患侧侧弯；当椎间盘突出压迫神经根外上方时（肩上型），则脊柱向健侧侧弯。

（3）直腿抬高试验及加强试验阳性（图2-1-71）。

（4）屈颈试验阳性（图2-1-72）。

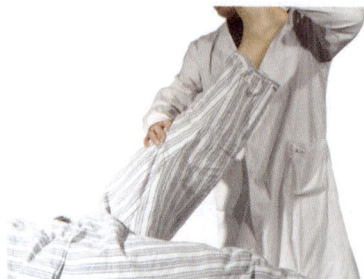

图2-1-71　直腿抬高试验　　　　图2-1-72　屈颈试验

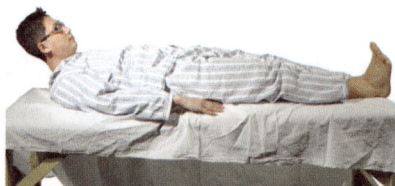

（5）股神经牵拉实验阳性（图2-1-73）。

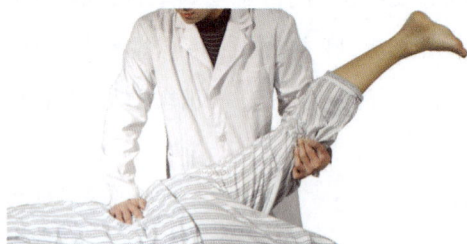

图2-1-73　股神经牵拉试验

（6）腱反射异常。腰3~4椎间盘突出时，患侧膝反射减弱或消失。腰4~5椎间盘突出时，两侧膝反射及跟腱反射可对称引出。腰5~骶1椎间盘突出时，患侧跟腱反射减弱或消失。

（7）肌力减弱。椎间盘突出1~2个月后，可出现臀部、大腿及小腿肌肉明显萎缩，萎缩程度与病变程度及时间成正比。

（8）X线摄片正位片可见脊柱侧弯，椎间隙变窄，腰椎退行性变。侧位片可见腰椎生理曲度变小，椎间孔狭窄，椎体骨质增生。

（9）CT、MRI可出现相应病理改变。

【手法按摩】

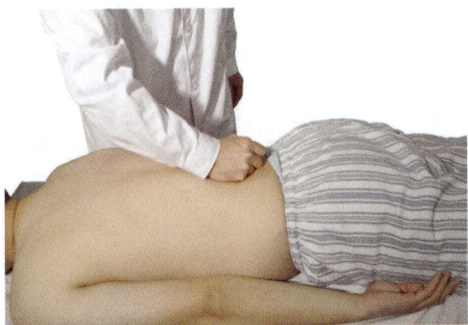

图 2-1-74　步骤 1（腰部㨰法）

步骤 1　患者俯卧，术者双手及肘部在患者腰部做广泛而深透的㨰法，操作 5 分钟（图 2-1-74）。

步骤 2　患者俯卧位，术者用两手掌根自肩背部开始由上而下按揉至骶部，重点按揉腰骶部。在肌肉紧张、痉挛的部位可做深透的掌根震法。力量由轻至重，操作 5 分钟（图 2-1-75）。

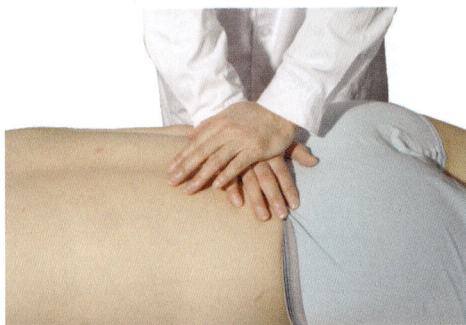

图 2-1-75　步骤 2（掌根震法）

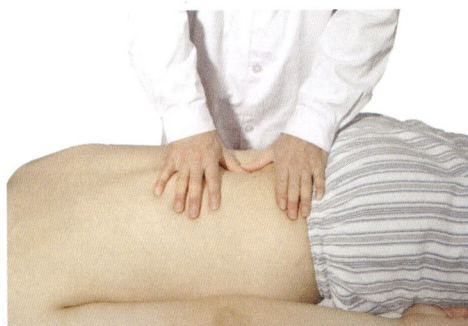

图 2-1-76　步骤 3（痛点弹拨）

步骤 3　术者站于患者一侧，两手拇指上下重叠置于竖脊肌脊柱缘侧，由内向外弹拨肌肉。由上至下，力量适当，以患者能够承受为度。重点弹拨痛点。反复操作 5 分钟（图 2-1-76）。

步骤 4　术者依次点按秩边、环跳、居髎、承扶、风市、委中、阳陵泉、承山等穴。点穴力量应大，以局部出现酸胀感为宜（图2-1-77）。

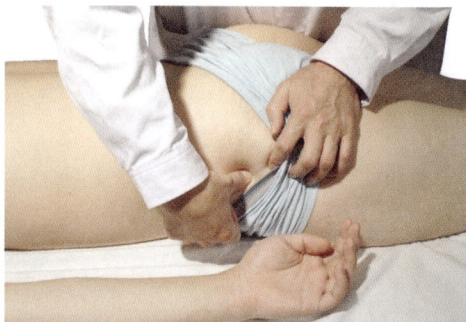

图 2-1-77　步骤4（穴位点按）

步骤 5　使用腰椎斜扳法纠正腰椎错位，是使膨出的椎间盘回纳的重要手段。具体操作方法见"急性腰扭伤"篇章。

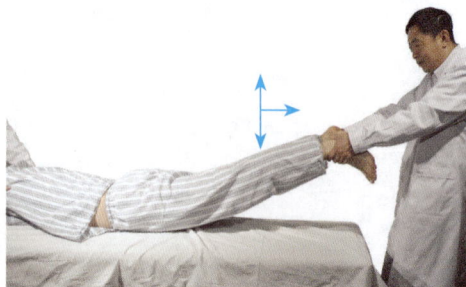

图 2-1-78　步骤6（抖下肢）

步骤 6　患者俯卧位，助手固定患者腋下。术者握住患者两个踝关节，身体后仰，与助手协同用力拔伸牵引，同时术者抖动患者双下肢，幅度以骨盆部离开床面6~9cm（2~3寸）高为宜。反复操作2~3次（图2-1-78）。

步骤 7　扳法结束后，嘱患者仰卧，术者双手协调用力，使患者伸直膝关节，被动平抬下肢以牵拉坐骨神经，解除神经根粘连。此做法类似直腿抬高试验。操作2~3次（图2-1-79）。

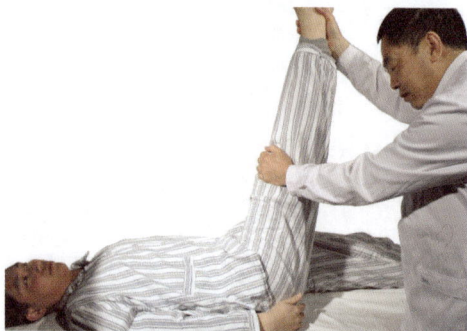

图 2-1-79　步骤7（直腿抬高）

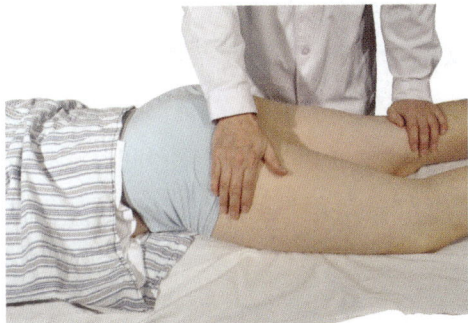

步骤8 术者在腰背部及下肢做大面积散法以结束治疗（图2-1-80）。

图2-1-80 步骤8（散法）

【局部固定】

应佩戴腰围以维持腰椎的稳定，有利于恢复。

【预防调护】

（1）患者应卧床休息，尽量避免下床活动。床面硬度要求半硬为宜。

（2）防止受凉，注意保暖，活动或劳动时佩戴腰围以保护腰椎，休息时摘下。

（3）平时应注意纠正错误姿势，并避免长时间坐位工作，适当休息。

（4）待病情好转后，应进行适当的腰背肌训练。具体方法参考"急性腰扭伤"篇章。

十一、骶髂关节损伤

【发病机制】

骶髂关节损伤是指骶髂关节周围韧带被牵拉而引起的损伤。

骶髂关节损伤的原因有很多。如弯腰拾取重物时，下肢股后肌群紧张，髂骨被旋向后，而引起骶髂关节扭伤。或者突然跌倒，单侧臀部着地，地面的作用力通过坐骨结节向上传递，身体的冲击又通过骶髂关节向下传递，引起骶髂关节关节囊、周围韧带和肌肉损伤。人体单侧下肢突然负重，如跳跃、坠落等，也可引起骶髂关节损伤或关节错缝。

【临床表现】

1. 症状

（1）患者多有外伤史。

（2）患侧骶髂关节处疼痛，常放射到臀部和股外侧，严重者甚至放射至小腿外侧。

（3）躯干向患侧倾斜，患肢不敢负重，甚至不能独自起立行走。

（4）患者坐位时，常以健侧臀部为着力点。

2. 体征

（1）患者腰椎可有侧弯，且凸向健侧，单侧或双侧腰肌紧张。

（2）患侧骶髂关节周围有广泛压痛，髂后上、下棘有明显压痛，骶髂部叩击痛。

（3）旋腰试验、床边试验、骨盆挤压分离试验、俯卧提腿试验均为阳性。

（4）X线摄片检查可见双侧骨盆上下距离不等长，表示有向前或向后的错位；骶中嵴垂线不能与耻骨联合线吻合，表示有外旋或内旋的偏位。

【手法按摩】

步骤1 患者俯卧，术者在患者腰骶、臀部以及下肢做广泛深透的㨰法，持续5分钟（图2-1-81）。

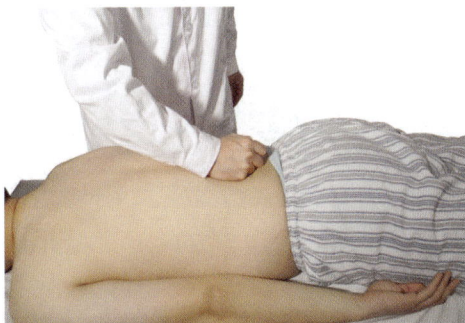

图 2-1-81 步骤 1（腰骶部㨰法）

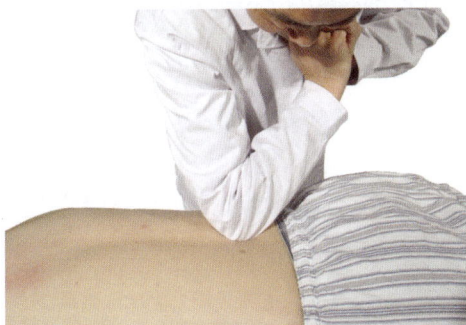

步骤2 术者用肘关节弹拨双侧腰骶部肌肉，着重弹拨痛点。力量应由轻至重，以患者可以接受为度。操作5分钟（图2-1-82）。

图 2-1-82 步骤 2（痛点弹拨）

步骤3 术者用拇指依次点揉患侧环跳、居髎、承扶、委中、承山穴，力量要大，持续5分钟（图2-1-83）。

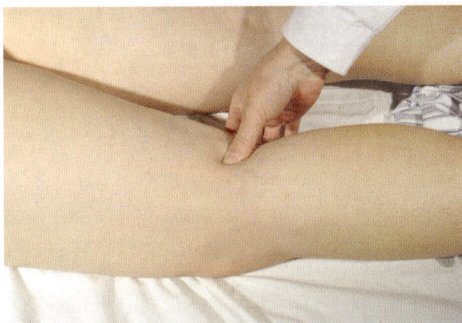

图 2-1-83 步骤 3（拇指点揉）

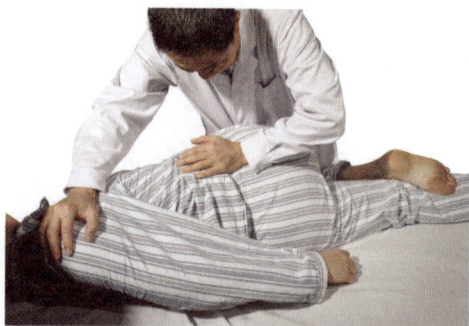

图 2-1-84　步骤 4a（矫正骨盆）

步骤 4　①若患侧下肢较健侧短，髂后上棘近脊柱缘压痛最为明显，患侧髂后上棘较健侧突出，且 X 线摄片示患侧骨盆上下距离较健侧短，可以判定患侧骨盆向后向下错位。矫正手法如下：患者侧卧，患侧在上，下腿伸直，上腿屈膝曲髋。首先术者以自身下肢卡住患者患侧腿，再用一手推患者的肩膀（锁定手），一手用豆状骨向前卡住患者的髂后上棘（发力手），发力手向患者上、前方向发一顿挫力，可闻及清脆响声，即表示复位成功（图 2-1-84）。

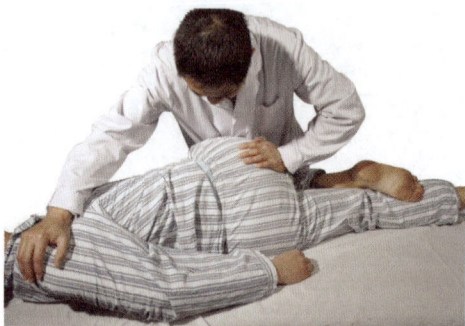

图 2-1-85　步骤 4b（矫正骨盆）

②若患侧下肢较健侧长，髂后下棘周围组织压痛最明显，患侧髂后上棘不突出，X 线摄片示患侧骨盆上下距离较健侧长，可以判定患侧骨盆向后下错位。矫正手法如下：患者侧卧，患侧在上，下腿伸直，上腿屈膝曲髋。术者首先以自身下肢卡住患者患侧腿，再用一手推患者的肩膀（锁定手），一手用豆状骨向后卡住患者的髂后下棘（发力手），发力手向患者后、下方向发一顿挫力，闻及弹响声即表示复位（图 2-1-85）。以上矫正手法结束后可再次比较双腿长短，若长短恢复正常即表示复位情况良好，若长短偏差未变化，应继续矫正或调整矫正方法。

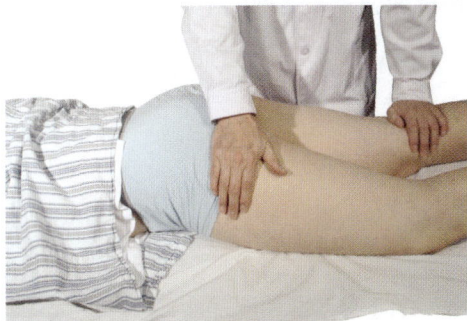

步骤5 术者在患者腰骶部及下肢做广泛的散法,结束治疗(图2-1-86)。

图2-1-86 步骤5(散法)

【局部固定】

本病无需特殊固定。

【预防调护】

(1)患者应仰卧卧床休息,尽量避免下床活动。床面硬度要求半硬为宜。

(2)防止受凉,注意保暖。

(3)平时应注意纠正错误姿势,并避免长时间坐位工作,适当休息。

(4)待病情好转后,应进行适当的腰背肌训练,以增加腰骶部稳定性。具体方法参考"急性腰扭伤"篇章。

十二、腰椎退行性失稳

【发病机制】

腰椎退行性失稳系指腰椎自发性移位,是由于劳损等原因造成相邻腰椎骨性连接异常而发生的上位椎体与下位椎体部分滑移。

由于长时间持续的腰骶部不稳或应力增加，使相应的腰椎关节磨损，发生退行性改变；加之腰椎间盘退变、椎间不稳、前韧带松弛等因素，从而逐渐发生滑脱，但峡部仍然保持完整，固又称为假性滑脱。

【临床表现】

1. 症状

（1）患者主要感觉为腰痛，有时伴有臀和腿部疼痛。

（2）疼痛呈酸痛、牵拉痛，有麻木或烧灼感。

（3）常伴有行走无力，下肢劳累重着。

（4）偶有间歇性跛行，坐卧歇息后可缓解。

2. 体征

（1）病变椎体附近压痛明显。

（2）坐骨神经受压者直腿抬高试验阳性。

（3）常伴有小腿外侧触、痛觉减退。

（4）X线可见椎体向前或向后移位，同时伴有骨质硬化及骨赘形成。无椎弓根峡部裂。

【手法按摩】

步骤1 患者俯卧，术者在患者腰部、臀部以及下肢做广泛深透的㨰法，持续5分钟（图2-1-87）。

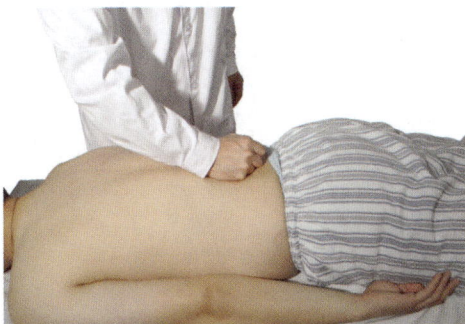

图 2-1-87　步骤1（腰部㨰法）

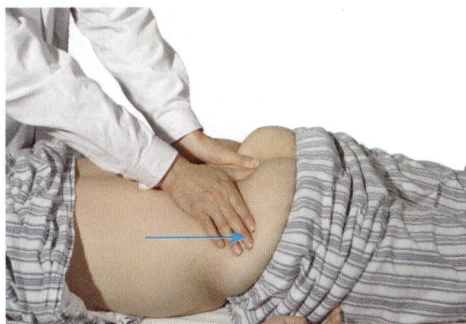

图 2-1-88　步骤2（推理椎旁）

步骤2 患者双下肢伸直，术者用两手或鱼际自上而下地反复推理椎旁肌肉，直至骶骨背面及股骨大转子附近，并以两拇指分别点按两侧志室和腰眼穴，力量不宜过重。操作5分钟（图2-1-88）。

步骤3 助手拉住患者腋下，术者握住患者两踝，沿纵轴方向进行对抗牵引2~5分钟（图2-1-89）。

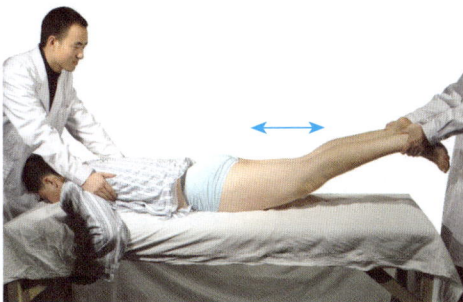

图 2-1-89　步骤3（对拉牵引）

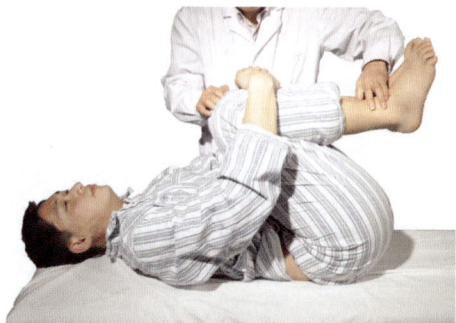

步骤 4 患者仰卧，两髋、膝屈曲。术者一手扶其膝，一手持踝部，使患者腰部被动滚摇 5 分钟。再屈曲患者膝部，使其尽量贴近腹部，然后将双下肢用力牵拉伸直（图 2-1-90）。

图 2-1-90　步骤 4（滚腰法）

步骤 5 术者在患者腰骶部及下肢做广泛的散法，结束治疗（图 2-1-91）。

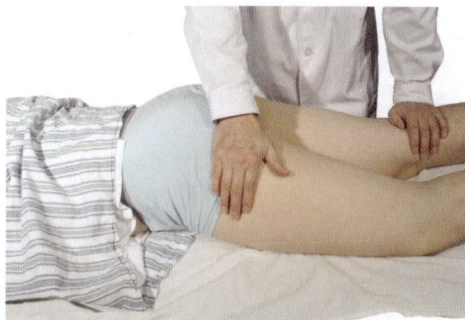

图 2-1-91　步骤 5（散法）

【局部固定】

活动时应佩戴腰围以维护腰部稳定，休息时摘下。

【预防调护】

（1）患者应避免受凉，下地及外出活动时应佩戴腰围以维护腰部稳定。

（2）应进行适当功能锻炼，增加韧带强度，以增强腰椎的稳定。具体方法参考"急性腰扭伤"篇章。

十三、腰臀部肌筋膜炎

【发病机制】

腰臀部筋膜炎又称腰肌纤维组织炎或肌肉风湿病。本病病因较复杂，中医认为多因风寒湿邪客袭人体所致。如久居潮湿之地、涉水冒雨、气候冷热交错，造成人体腠理开阖不利，卫外不固，风寒湿邪乘虚而入，袭入腰骶部经络，留于筋膜，局部气血痹阻而为痹痛。西医学认为本病与损伤、微生物或寄生虫感染等有关，风寒湿邪常与这些因素常常互相交织在一起，不易分清主次。

【临床表现】

1. 症状

（1）患者一般无外伤史。

（2）腰、臀部皮肤麻木、疼痛呈酸胀感，与天气变化有关，每逢阴雨天加重。

（3）病变局部怕冷畏寒，保暖则疼痛缓解。

2. 体征

（1）腰部无畸形，腰肌轻度萎缩。

（2）压痛点较广泛，深压时有酸重感。臀部压痛点可反射到坐骨神经区域，常可触及肌肉和筋膜内有条索或结节。

（3）腰部活动多属正常。

（4）化验结果多正常，偶有抗链"O"阳性及血沉加快。

（5）X线摄片检查无异常。

【手法按摩】

步骤 1 患者俯卧，术者以双手在患者腰部、臀部以及下肢做广泛深透的㨰法，持续 5 分钟（图 2-1-92）。

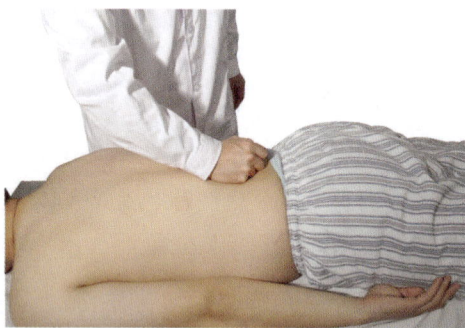

图 2-1-92 步骤 1（腰部㨰法）

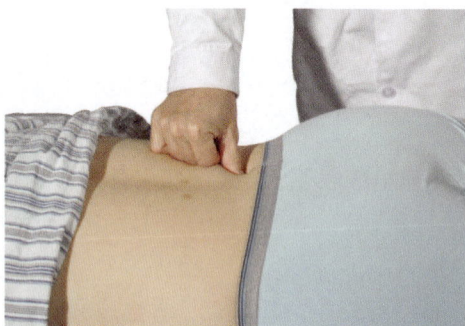

步骤 2 术者以两手拇指指腹按揉患者背部膀胱经的主要腧穴，着重按揉痛点，持续 8~10 分钟（图 2-1-93）。

图 2-1-93 步骤 2（拇指点穴）

步骤 3 术者两拇指相对，按于条索状结节上做左右弹拨。如条索突出明显，可用手指将筋结捏住、提起、放下，反复数次。持续 5 分钟左右（图 2-1-94）。

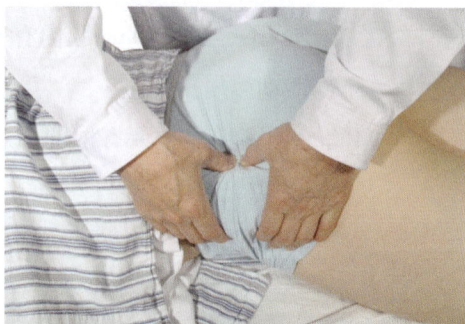

图 2-1-94 步骤 3（弹拨结节）

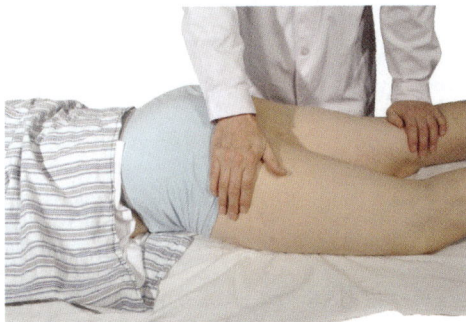

步骤4 术者对患者施擦法以温通经络，结束治疗（图2-1-95）。

图 2-1-95　步骤 4（擦法）

【局部固定】

本病无需特殊固定。

【预防调护】

（1）注意保暖，避免受风受寒。

（2）可用风湿膏、狗皮膏、万应膏贴敷于腰臀部。

（3）加强腰背肌功能锻炼。具体方法见"急性腰扭伤"篇。

十四、臀肌挛缩症

【发病机制】

臀肌挛缩症是由于臀部肌肉及其筋膜纤维变性引起该部组织紧张挛缩，导致髋关节外展、外旋畸形，屈曲障碍，坐、蹲和行走姿势异常的一种筋伤疾患。多见于臀部注射后出现的臀大肌纤维变性、挛缩。关于本病是否与臀中、小肌的挛缩有关尚存在争议。本病亦可见于未经臀肌注射的患儿，原因不明。

【临床表现】

1. 症状

多有臀肌反复注射药物史。常见于儿童，亦可见于青少年。

2. 体征

（1）患者站立时下肢处外旋位，不能完全靠拢，坐时双腿不能并拢。

（2）下蹲时双髋关节呈外展、外旋姿势，双膝不能靠拢，足跟不着地。

（3）臀部皮下可摸到坚韧的条索状物，向外下延伸至股骨大转子。屈伸髋关节时，该条索状物在大转子表面滑动并有弹响声，常伴有疼痛。

（4）坐位交腿试验阳性　患者取坐位，不能完成翘二郎腿者为阳性。

（5）并腿屈髋试验阳性　患者平卧，双下肢并拢，直腿屈髋小于60°者为阳性，强行屈髋时，可见患者臀部离床。

（6）X线摄片检查多无异常，有时可见骨盆倾斜，严重者可发现患侧股骨头无菌性坏死。

【手法按摩】

> **步骤1**　患者俯卧，两腿伸直，术者于患侧臀部及下肢做深透的㨰法（图2-1-96）。

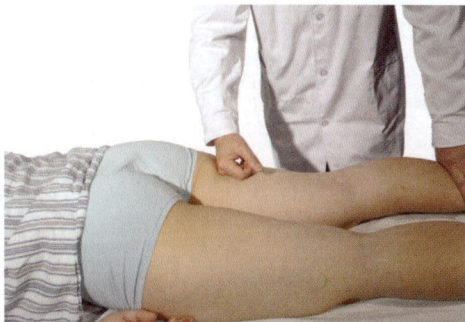

图2-1-96　步骤1（局部㨰法）

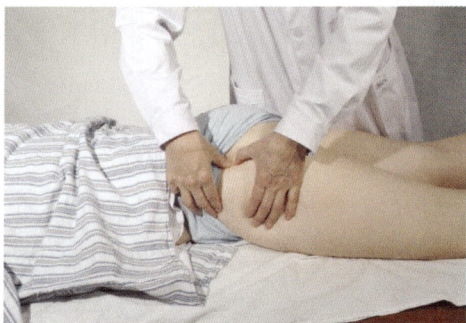

步骤2 患者两腿呈旋外位，术者双手拇指重叠置于条索状物处行弹拨手法，力度宜适中，持续约5分钟（图2-1-97）。

图 2-1-97　步骤 2（弹拨条索）

步骤3 助手固定患者腋下，术者握住患者两个踝关节，身体后仰，与助手协同用力拔伸牵引，同时抖动患者双下肢，幅度宜小不宜大。反复操作5次（图2-1-98）。

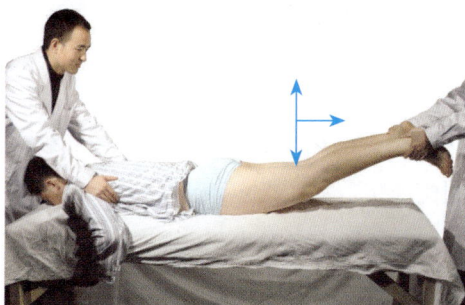

图 2-1-98　步骤 3（抖下肢）

【局部固定】

本病无需特殊固定。

【预防调护】

（1）应避免在同一部位反复注射。

（2）应进行适当的髋部锻炼，增加活动范围。

十五、梨状肌综合征

【发病机制】

因梨状肌损伤、痉挛、变性等原因导致梨状肌下孔狭窄，使通过该孔的坐骨神经和其他骶丛神经及臀部血管遭到牵拉、压迫，出现以臀、腿痛为主要表现的疾病称为梨状肌综合征。梨状肌损伤多由间接外力所致，如闪、扭、跨越、反复下蹲等；臀腰部感染或外邪侵袭亦可造成梨状肌炎症性损伤。另外某些妇女由于盆腔炎、卵巢或附件炎等波及梨状肌，也可引起梨状肌综合征。

【临床表现】

1. 症状

（1）大多数患者有过度旋转、外展大腿的病史，有些患者有夜间受凉史。

（2）疼痛多发生于一侧臀、腿部，呈"刀割样"或"烧灼样"疼痛，大、小便或用力咳嗽时疼痛可加剧。

（3）有时需要两膝跪卧，夜间加重。

2. 体征

（1）腰部一般无压痛点，患侧臀肌可有轻度萎缩。在梨状肌投影区可触及条索状肌束或痉挛的肌肉。

（2）患肢直腿抬高60° 左右时臀部及下肢疼痛较重，但抬腿不受限；超过60° 后疼痛减轻。

（3）梨状肌紧张试验阳性 患者取俯卧位，术者先用一手握住其患侧踝部，使膝关节屈曲90° ，另一手按压在骶髂部以固定骨盆，后将患侧下肢小腿用力向外侧推压，使髋关节内旋，如臀部出现疼痛，并向下肢放射为阳性。

【手法按摩】

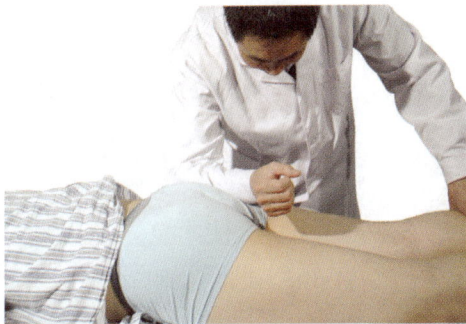

图 2-1-99　步骤 1（局部㨰法）

步骤 1　患者俯卧，术者以前臂尺侧面在患侧臀部及下肢做深透的㨰法，持续 5 分钟（图 2-1-99）。

步骤 2　术者以拇指指腹点按痛点以及周围及下肢诸穴，如大肠俞、秩边、阳陵泉等穴，以局部有沉胀酸痛感为度。持续 5 分钟（图 2-1-100）。

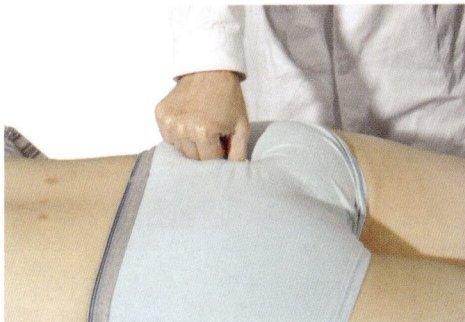

图 2-1-100　步骤 2（拇指点穴）

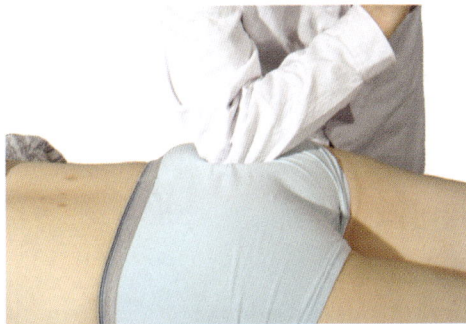

图 2-1-101　步骤 3（弹拨梨状肌）

步骤 3　术者以肘尖着力，垂直于梨状肌肌腹弹拨，以缓解梨状肌的痉挛。力量应由轻至重，方向由外上向内下弹拨。持续 3~5 分钟（图 2-1-101）。

步骤4 患者仰卧位。术者站于患侧，一手扶膝，另一手扶脚踝，环旋向内收内旋位摇动髋关节（图2-1-102）。

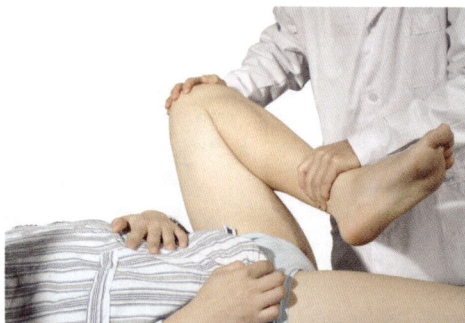

图2-1-102　步骤4（曲膝摇髋）

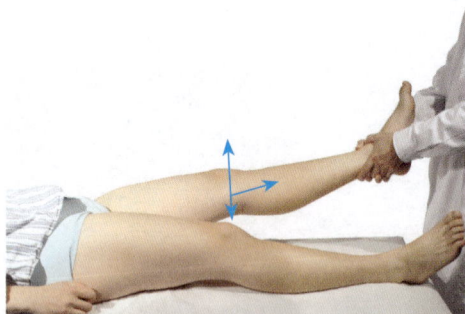

步骤5 术者两手握住患肢踝部牵抖下肢3~5次，结束治疗（图2-1-103）。

图2-1-103　步骤5（牵抖下肢）

【局部固定】

本病无需特殊固定。

【预防调护】

（1）急性期患者应卧床休息1~2个星期。

（2）局部应注意保暖并配合热敷。

（3）病情缓解后可适当进行功能锻炼，如下蹲等。

十六、尾骨挫伤

【发病机制】

尾骨由 4 或 5 块尾椎构成（图 2-1-104），当跌倒时臀部着地易造成尾骨的挫伤。多为直接暴力所致，如从高处坠落、滑倒，造成骶尾部的软组织挫伤或尾骨骨膜损伤，主要为尾骨周围韧带损伤。

【临床表现】

1. 症状

（1）多有明显外伤史。

（2）患者受伤后立即感到骶尾部疼痛，坐凳时疼痛加剧，难以沾凳，由坐位站起时疼痛明显。

（3）行走时疼痛不会加剧。

2. 体征

（1）局部多无明显肿胀，尾椎尖部压痛明显。

（2）肛门指检可触及疼痛部位。

（3）X 片显示多无异常，可排除骨折等其他疾病。

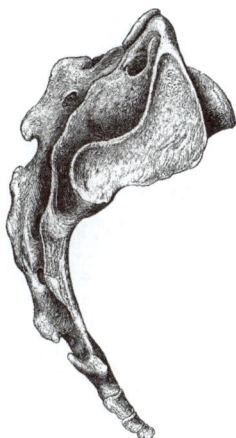

图 2-1-104　尾骨

【手法按摩】

步骤1 术者用手掌在患处做缓慢的揉法，力量要轻（图2-1-105）。

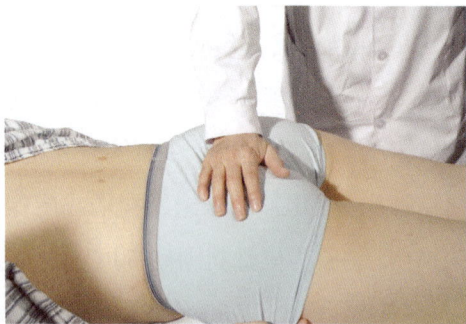

图2-1-105　步骤1（骶部揉法）

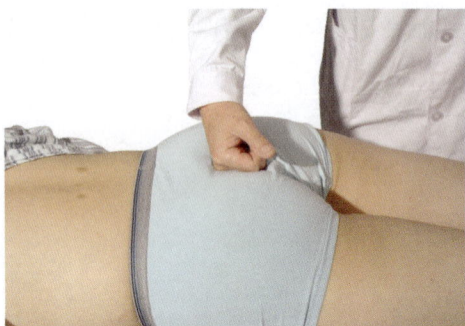

步骤2 术者一手在患处周围软组织处做揉法，放松周围紧张的肌肉（图2-1-106）。

图2-1-106　步骤2（骶部揉法）

【局部固定】

本病无需特殊固定。

【预防调护】

（1）尽量避免坐位，以免影响组织恢复，如需坐时，应以空圈坐垫垫于臀部，使痛处悬空。

（2）睡觉时尽量选用侧卧位，避免刺激患处。

（3）局部可贴敷狗皮膏、麝香壮骨膏等膏药。

（4）避免受凉，避免劳累过度。

第二节　上肢筋伤

一、肩周炎

【发病机制】

肩周炎是肩关节周围组织的慢性炎症，以活动受限，疼痛为其主要临床特征。

本病因肩部周围软组织退行性变、积累性劳损、受凉、外伤等因素作用而未能及时防护、治疗而形成。肩周炎又称"五十肩"，好发于 50 岁左右的中老年人，属于中医的"肩痹"、"肩凝"。

【临床表现】

1. 症状

（1）肩周疼痛，疼痛可为钝痛，刀割样痛，夜间加重，甚至痛醒。

（2）疼痛时可以向颈部和上肢放射。

2. 体征

（1）肩关节周围有广泛压痛点，在肩峰下滑液囊、肱二头肌长头肌腱、喙突等处。

（2）抗肩现象。由于关节囊和肌肉粘连，长期废用性肌萎缩，使肩关节各个方向主动和被动活动受限，但以外展、外旋、后伸障碍最显著。病程久者肩外展时可出现典型的抗肩现象（图 2-2-1）。

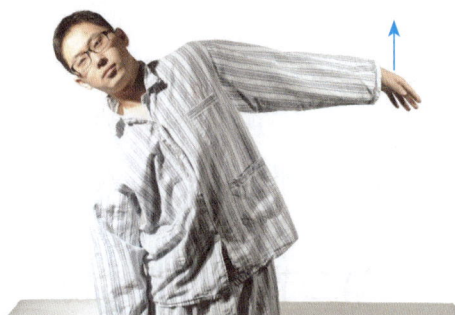

图 2-2-1　抗肩现象

【手法按摩】

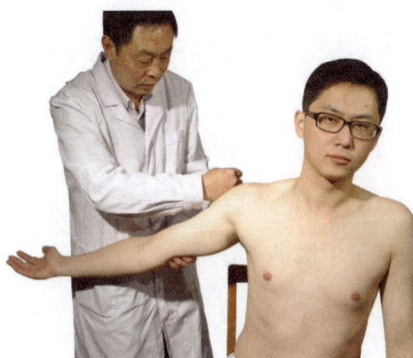

图 2-2-2　步骤 1（肩关节外展外旋）

步骤 1　患者坐位，术者用滚法在肩前部和上肢的内侧往返数次。配合患肢的外展外旋活动（图 2-2-2）。

步骤 2　患者坐位或俯卧位，用滚法在肩、背和上肢外侧往返数次，配合患肢的上举、环转运动（图 2-2-3）。

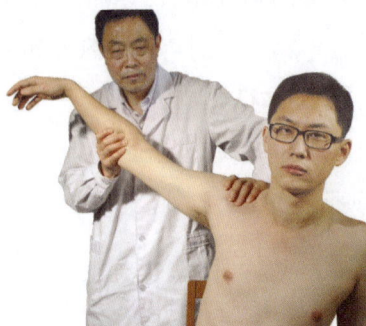

图 2-2-3　步骤 2（肩关节上举环转）

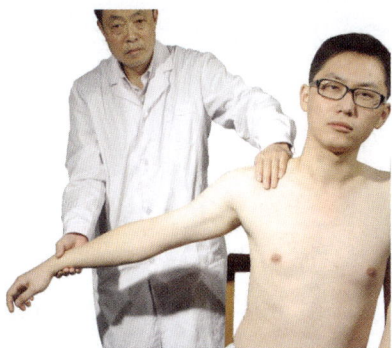

步骤3 摇肩法，用力将臂上举，然后用力向下用力伸直，以患肢外展最高位为度，尽量旋转摇动肩关节数次（图2-2-4）。

图 2-2-4 步骤 3（摇肩法）

步骤4 提肩关节法，注意提手时使患肢放松，然后突然用力一个提顿，力量不能过大（图 2-2-5）。

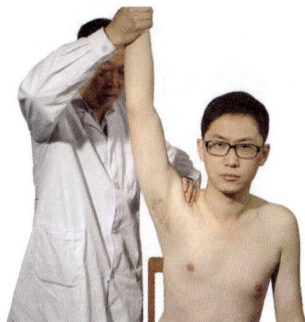

图 2-2-5 步骤 4（提肩关节法）

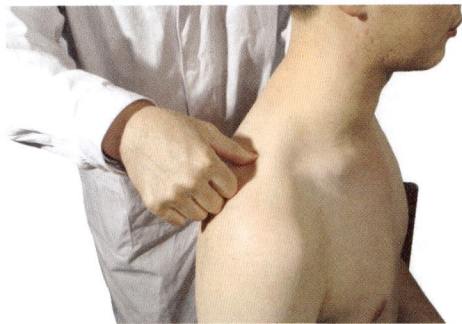

步骤5 点按肩井、肩髃、天宗及曲池、手三里、合谷等穴（图 2-2-6）。

图 2-2-6 步骤 5（肩部点穴）

【局部固定】

本病无需特殊固定。

【预防调护】

（1）肩部要注意保暖，不要受凉。

（2）经常进行适当运动，可做柔软体操、太极拳、八段锦等，不仅使局部血液循环畅通，还可以加强肩部关节囊及关节周围软组织的功能，从而预防或减少肩周炎的加重。

（3）爬墙锻炼让患者侧面站在墙旁边，在墙上划出一个高度标志，用手指接触墙壁逐渐向上移动，做肩外展上举动作。每日 2 ~ 3 次，每次 5 ~ 10 分钟。

二、肱二头肌短头肌腱损伤

【发病机制】

肱二头肌短头肌腱起于肩胛骨的喙突，向外下方走行，与从结节间沟中下行的肱二头肌长头肌腱汇合并移行为肌腹。相对于肱二头肌长头肌腱，短头肌腱较短而且较粗，在完成肱二头肌的功能方面承担着重要作用（图 2-2-7）。

当外力或主动活动使上肢过度外展、外旋、后伸时，肱二头肌短头肌腱发生牵拉损伤而局部渗液。因为短头肌腱没有腱鞘保护，所以渗液可使肱二头肌短头和喙肱肌相粘连，从而产生无菌性的炎症。

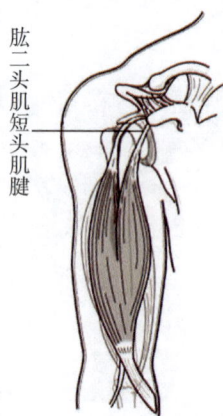

肱二头肌短头肌腱

图 2-2-7　肱二头肌短头肌腱

【临床表现】

1. 症状

（1）患肢外展后伸时在喙突部出现疼痛，喙突部压痛明显。

（2）肩关节处于内收、内旋位时局部疼痛可以减轻。

2. 体征

（1）肱二头肌短头抗阻力实验　屈肘，在肱二头肌抗阻情况下，略外展后伸，喙突部位疼痛明显者为肱二头肌短头抗阻力实验阳性（图 2-2-8）。

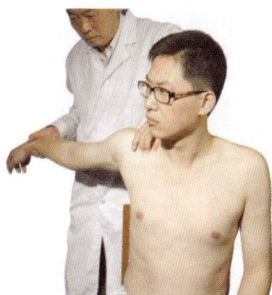

图 2-2-8　肱二头肌短头肌腱抗阻力实验

（2）年龄多在 40 岁以上。

（3）有外伤史或长期从事肩关节外展、后伸、旋转等动作的工作史。

【手法按摩】

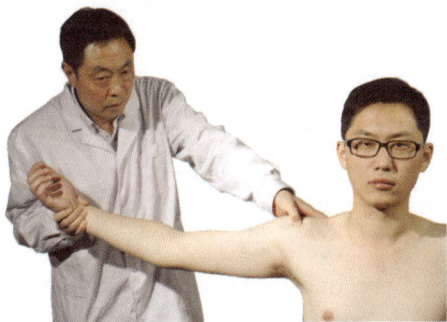

图 2-2-9 步骤 1（舒筋活血）

步骤 1　将患肢外展、后伸、外旋在喙突处触清肱二头肌短头肌腱，然后采用分筋、拨络的手法来分解粘连，再用理筋的手法达到舒筋活络、调理气血的作用（图 2-2-9）。

步骤2　术者用指按揉法或拨法在肩髃、肩髎、臂臑、曲池、阿是穴等处治疗，每穴约1分钟（图2-2-10）。

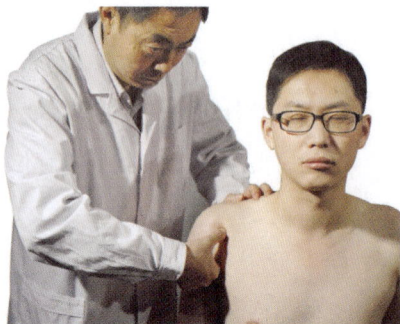

图2-2-10　步骤2（局部点穴）

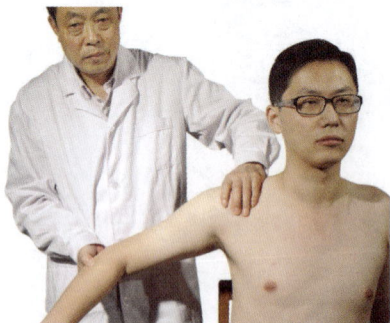

步骤3　术者用五指拿法拿肩部及上臂约5分钟；患者用健侧的手辅助患侧肩、肘关节进行各方向活动，反复进行10余次（图2-2-11）。

图2-2-11　步骤3（拿法）

步骤4　用掌擦法擦肩前部、上臂前外侧部，以透热为度（图2-2-12）。

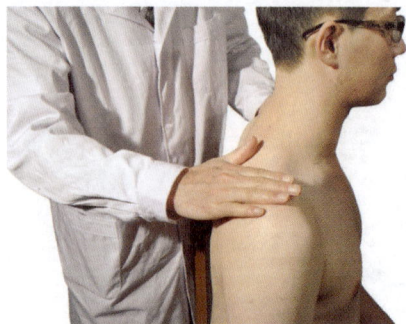

图2-2-12　步骤4（擦法）

【局部固定】

病情严重者，用颈腕吊带固定 2 周，制动。

【预防调护】

（1）初期宜制动，减少肩、肘关节活动。后期积极进行肩关节功能锻炼。

（2）注意局部保暖，防止受风受凉。

三、冈上肌腱炎

【发病机制】

冈上肌起于肩胛冈上窝，通过肩峰，抵于肱骨大结节外上方。当肩部外展致水平位时，冈上肌腱很容易受到摩擦，日久可形成劳损，而成为慢性炎性病变，即为冈肌腱炎。冈上肌肌腱损伤后，产生无菌性炎症，因而局部疼痛、功能受限；反复炎症发生后，肌腱退变、变脆弱，腱

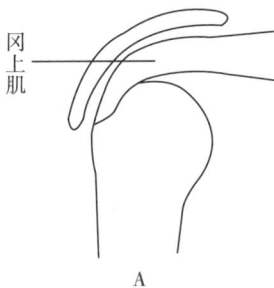

图 2-2-13　冈上肌腱

纤维常因外伤或肌肉突然收缩，而发生完全或不完全断裂。日久容易出现钙化。冈上肌腱上方与肩峰下滑囊、下方与肩关节囊紧密相连，病变时可互相波及（图 2-2-13）。

【临床表现】

1. 症状

（1）起病一般较缓慢，常有轻微的外伤或受凉。

（2）肩外展功能受限。

（3）肩外侧疼痛，多呈隐痛或刺痛，夜间加重，有时向斜方肌及上肢放射。

2. 体征

（1）肱骨大结节及肩后冈上窝处有压痛。

（2）病程长者可有肌肉萎缩。

（3）轻者仅上臂外展受限，但被动外展不受限制，重者肩部疼痛不能活动。

（4）"疼痛弧"征　肩外展 60°～120° 时，出现明显疼痛。超过这个范围后，疼痛消失。因此60°～120° 称为"疼痛弧"，这是冈上肌肌腱炎的特有体征（图 2-2-14）。

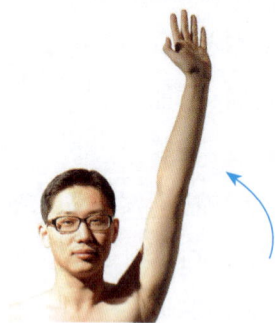

图 2-2-14　疼痛弧

【手法按摩】

步骤 1　术者先用拿法拿捏患侧冈上部、肩部、上臂，自上而下，疏松筋结（图2-2-15）。

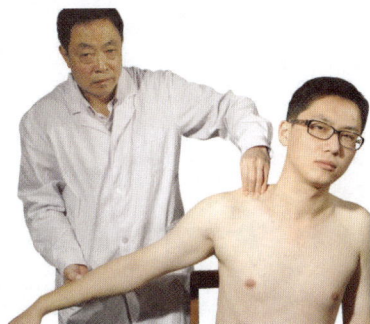

图 2-2-15　步骤 1（拿法）

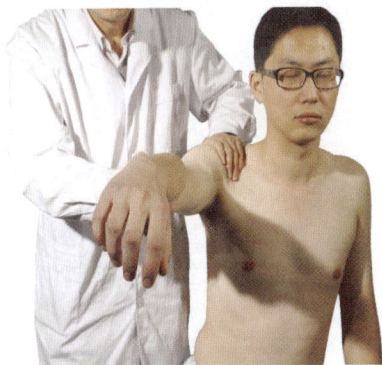

步骤 2　术者用拇指，以冈上及肩部为重点，自上而下揉按冈上部、肩部和上臂，力量不宜过重，以患者能忍耐为度。反复3~5遍（图2-2-16）。

图 2-2-16　步骤 2（按揉法）

步骤 3　术者用手掌在冈上部进行快速摩擦，至局部皮肤及皮下组织充血、发热为度，注意不要将皮肤擦伤（图2-2-17）。

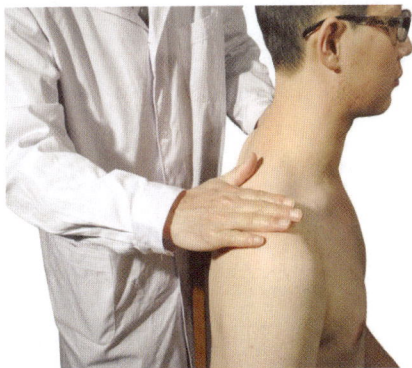

图 2-2-17　步骤 3（擦法）

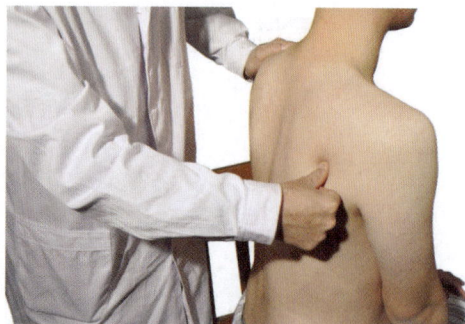

图 2-2-18　步骤 4（穴位点按）

步骤 4　选取天宗、肩髃、肩髎、曲池、阿是等穴位进行点按，以患者感觉酸胀为度，时间 3~5 分钟（图 2-2-18）。

步骤 5　患者坐位，术者立于患侧，术者一手扶住肩部，另一手托住肘部并握住前臂，按前一上一后一下的方向似划大圈样摇肩，先向前摆 4~5 圈，再向后摇 4~5 圈。范围均由小到大，动作缓慢，不宜剧烈。大摇摆过程中，尽量将肩外展在 90°~120°（图 2-2-19）。

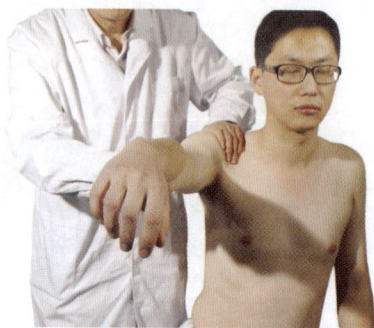

图 2-2-19　步骤 5（摇肩）

【局部固定】

急性发作期，可用三角巾悬吊患肢于胸前，短期制动。

【预防调护】

（1）长期使用计算机者要经常起身活动。

（2）应注意局部保暖，不要着凉，不要提重物，适当的进行功能锻炼。

（3）注意日常饮食营养的补充。

四、肱二头肌长头肌腱炎

【发病机制】

肱二头肌长头腱鞘炎是由于肌腱在鞘内长期遭受摩擦劳损而发生退变、粘连，使肌腱滑动功能发生障碍的病变。

本病发病机制是当肩关节外展外旋时，肱二头肌长头肌腱在腱鞘内滑动的幅度最大，经常做肩部外展外旋活动，加剧了肌腱与腱鞘的摩擦，造成腱鞘滑膜层损伤，日久就发生水肿及损伤性的炎症反应，使腱鞘变窄，从而影响肌腱在腱鞘内的滑动。本病多发于40岁以上的人群（图2-2-20）。

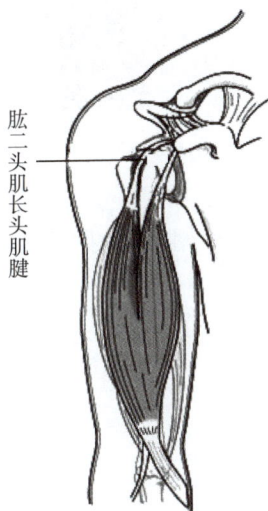

肱二头肌长头肌腱

图2-2-20　肱二头肌长头肌腱

【临床表现】

1. 症状

（1）多发生于中年人。常有肩部牵拉或扭屈等轻微外伤史或过劳史，部分患者因受风着凉而发病。

（2）肩前疼痛，并可向上臂和颈部放射，肩部活动时疼痛加重。

2. 体征

（1）肱骨结节间沟内的肱二头肌长头肌腱部位局限性深压痛，肩部肌肉痉挛，外展或外旋运动明显受限。

（2）肱二头肌抗阻力实验阳性　患者屈肘，前臂旋后，检查者给予阻力，结节间沟有疼痛者为阳性（图2-2-21）。

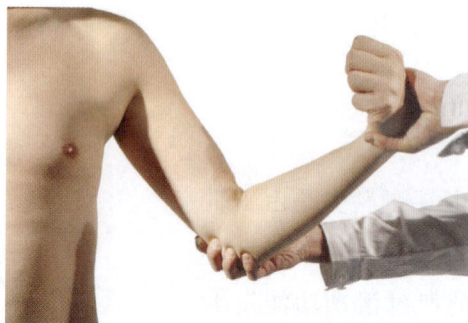

图2-2-21　肱二头肌阻抗力实验

（3）当肱二头肌活动时，常能触及轻微的摩擦感。

【手法按摩】

步骤1　患者坐位，将患肢外展并稍外旋，术者一手握住手腕，将上肢伸直，肩关节外展时肱二头肌长头腱拉紧，另一手拇指在结节间沟外轻柔弹拨（图2-2-22）。

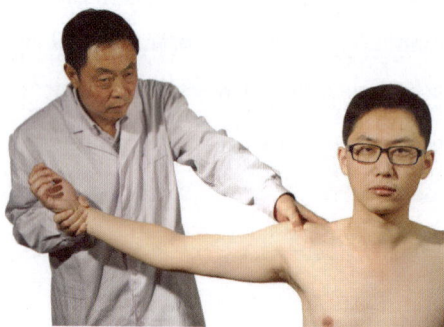

图2-2-22　步骤1（弹拨法）

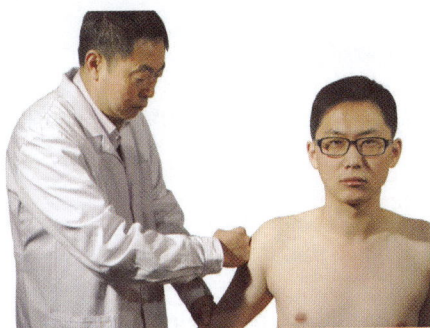

图 2-2-23　步骤 2（滚揉法）

步骤 2　用滚法、揉法深沉沿三角肌纤维方向滚动，同时配合肩部被动外展活动，弧度由小到大（图 2-2-23）。

步骤 3　术者用拿法沿三角肌从上到下至肘部，在三角肌的前部和肱二头肌肌腹处重点施以手法（图 2-2-24）。

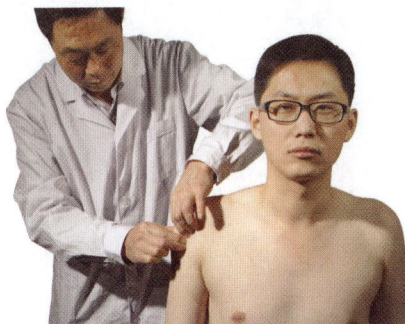

图 2-2-24　步骤 3（拿法）

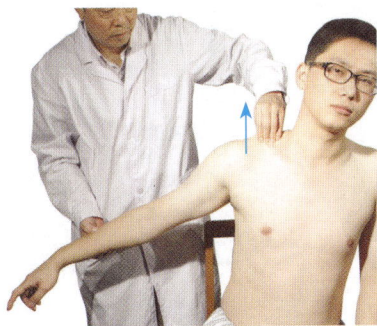

图 2-2-25　步骤 4（提拉法）

步骤 4　术者将指端按在肱二头肌肌腱缝隙之间或肱二头肌肌腱的起止点，做点压法。然后用拇指、示指、中指捏拿肱二头肌肌腱，突然向上提拉，反复 3~5 次（图 2-2-25）。

【局部固定】

急性期时以三角巾悬吊患肢,肘关节屈曲呈90°,使肌腱松弛,制动促进愈合。

【预防调护】

(1)肱二头肌长头腱鞘炎急性期者,施手法时应注意轻柔,治疗后应减少肩部活动。

(2)肩部要注意保暖。

(3)症状缓解后加强功能锻炼。

五、肘关节扭挫伤

【发病机制】

肘部一般是指通过肱骨内外上髁间线的上、下各二横指的环形线区域而言。肘关节属于复合关节,由肱尺关节、肱桡关节、桡尺近侧关节组成,有共同的关节囊包绕(图2-2-26)。

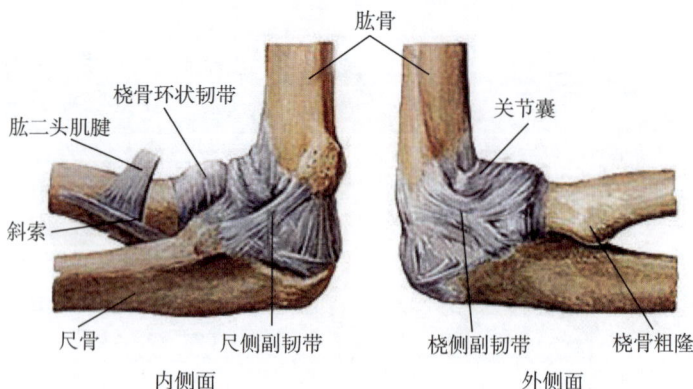

图 2-2-26　肘关节

内侧面：肱骨、桡骨环状韧带、肱二头肌腱、斜索、尺骨、尺侧副韧带

外侧面：关节囊、桡侧副韧带、桡骨粗隆

肘关节的主要功能是屈伸及旋转，屈伸运动由肱尺关节完成，正常肘关节屈伸在0°~140°之间。前臂旋转功能由上下尺桡关节完成。肘关节内外侧韧带及伸屈肌群、肌腱的起止点均附着于肱骨内外髁。由于肘关节活动较多，所以筋伤也较多见。直接外力的打击可造成肘关节挫伤，间接外力如滑倒时，手掌先着地，外力迫使肘关节扭转，均可引起关节囊、侧副韧带或肌腱等损伤，称为肘关节急性扭挫伤。

【临床表现】

1. 症状

（1）肘关节处于半屈伸位，活动无力。

（2）肘部呈弥散性肿胀，疼痛，功能障碍，有时出现青紫淤斑。

2. 体征

（1）肘部侧副韧带及前臂屈伸肌腱损伤时，压痛点多在肱骨内、外上髁之间。

（2）有明显的外伤史。

（3）环状韧带损伤或断裂，可有桡骨小头脱位。

【手法按摩】

步骤1　术者用拇指或鱼际对痛点局部轻轻揉按2~3分钟（图2-2-27）。

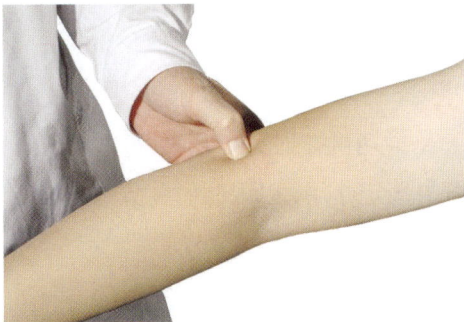

图2-2-27　步骤1（揉按）

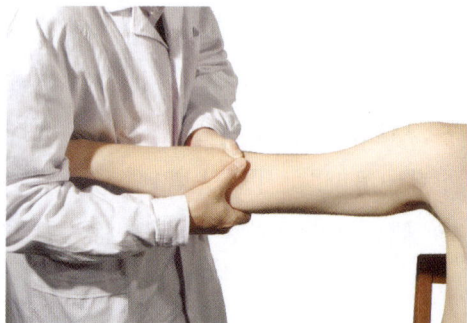

步骤2 术者将患侧腕部夹于腋下，双手分握于肘的两侧，灵活做摆、掂等动作，稍有错落处，可听到调整的响声（图2-2-28）。

图2-2-28 步骤2（摆、掂）

步骤3 以右侧患肘为例，术者左手托患侧肘，右手握患侧腕向外摇肘，待肌肉放松，顺势将向前臂往伸直位一放，配合左掌将肘向上一挺，亦可听到响声（图2-2-29）。手法力度一定要轻巧柔和，以患者能忍耐为度，严禁暴力，以避免发生骨化性肌炎。

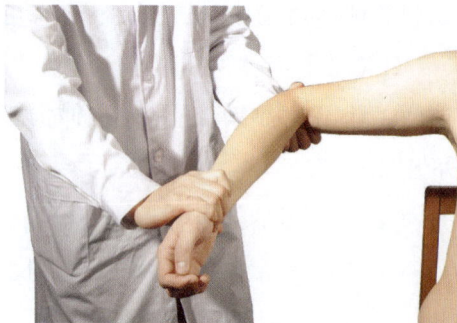

图2-2-29 步骤3（挺肘）

【局部固定】

早期可在肘关节屈曲90°位以三角巾悬吊，或采用屈肘石膏托外固定2周，以限制肘关节的屈伸活动。

【预防调护】

（1）应注意局部保暖，不要着凉，不要提重物，适当地进行功能锻炼。

（2）在运动前要进行准备活动，使肘部周围肌肉放松。

（3）伤后不要用力按摩、搓揉，以免加重损伤，使关节扭伤反复发作。

六、肱骨外上髁炎

【发病机制】

肱骨外上髁炎又称网球肘，是由于各种急、慢性损伤造成肱骨外上髁部疼痛并影响肘部和前臂运动功能的一种常见疾病。本病的发生和职业有密切的关系，多见于木工、钳工、泥瓦工和网球运动员，尤其是网球运动员，故又称为"网球肘"（图2-2-30）。

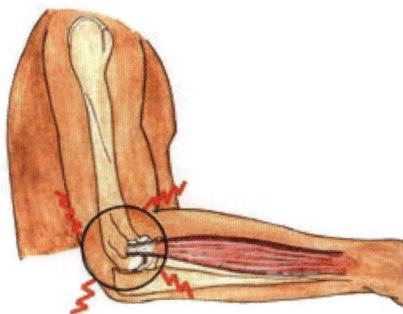

图2-2-30　肱骨外上髁炎

本病的发生可因急性扭伤或拉伤而引起，但大多数患者发病缓慢，一般无明显外伤史，多见于长期慢性劳损。经常用力屈伸肘关节，尤其是前臂反复作旋转的动作，可引发此病。

【临床表现】

1. 症状

（1）多发生于成年人。临床上多数患者发病缓慢，一般无明显外伤史，多有慢性劳累病史。

（2）肘关节外侧疼痛，疼痛可向前臂及腕部放射。

（3）患肢功能受限，尤其不能端提重物、拧衣、提暖瓶倒水、扫地等。

2.体征

（1）肱骨外上髁、肘关节外侧等处有压痛，尤其以肱骨外上髁处压痛为主。一般局部肿胀不明显，肘关节屈伸活动正常。

（2）密耳氏试验阳性　将患者患侧肘关节稍屈曲，手握拳、腕关节掌屈，做前臂旋前、伸直肘的动作，若肱骨外上髁处疼痛即为阳性（图2-2-31）。

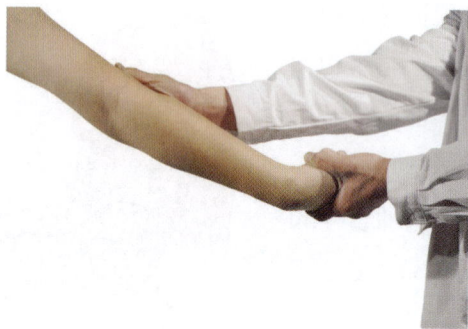

图2-2-31　密耳氏试验

（3）伸腕肌抗阻力试验阳性　腕背伸、外旋抗阻力时，若肱骨外上髁处疼痛即为阳性（图2-2-32）。

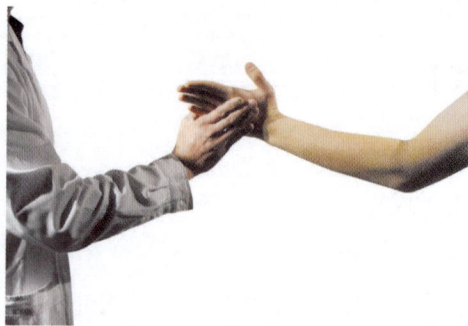

图2-2-32　伸腕肌抗阻力试验

【手法按摩】

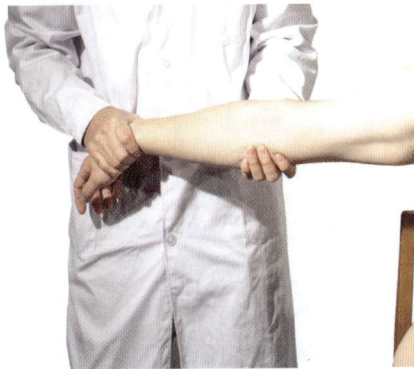

图 2-2-33　步骤 1（局部点按）

步骤 1　患者正坐，患肢微屈肘，手掌心向下，术者用一手拇指按在伤肘痛点，余四指在肘内侧握肘部，另一手拿住前臂下端（图 2-2-33）。

步骤 2　由内向外环转摇晃前臂 6~7 次，同时握伤肘的拇指在局部轻轻揉捻（图 2-2-34）。

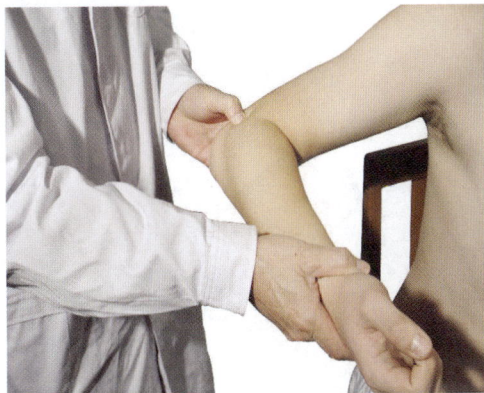

图 2-2-34　步骤 2（揉捻）

步骤 3　将患肢伸直，再屈肘，使患者手指触及同侧肩部，再伸直，此时握肘之拇指用力按压痛点（图 2-2-35）。

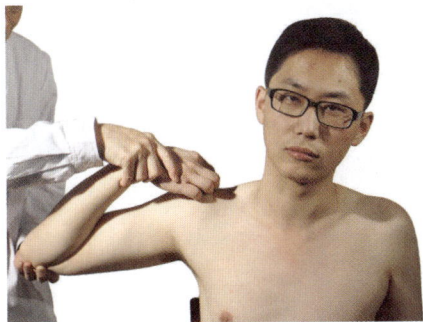

图 2-2-35　步骤 3（屈伸患肢）

各　论

107

步骤4 将患肢旋前，握前臂远端的手改为由外向内环转摇晃前臂 6~7 次，同时握伤肘的拇指在局部轻轻揉捻（图 2-2-36）。

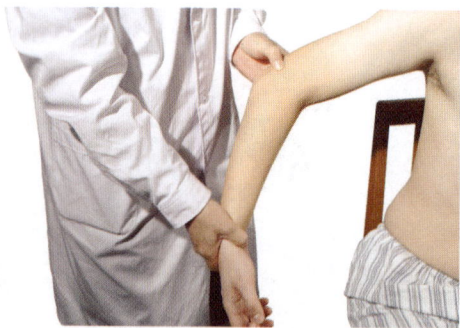

图 2-2-36　步骤 4（反向环转）

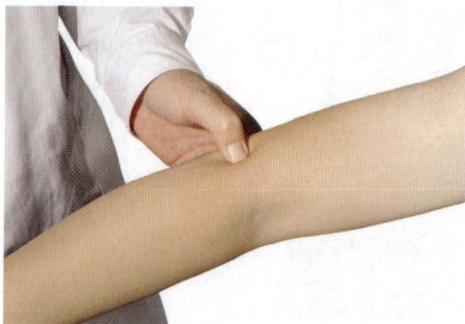

步骤5 用揉捻法按摩舒筋（图 2-2-37）。

图 2-2-37　步骤 5（揉捻舒筋）

【局部固定】

本病无需特殊固定。

【预防调护】

（1）平时注意不要频繁、用力的做拧衣服的动作。

（2）应注意局部保暖，不要着凉，不要提重物，适当的进行功能锻炼。

（3）患者取站立位，两臂向前平举，双拳紧握，拳眼相对，同时向外旋转，再由外向内旋转，反复 20~40 次。

七、肱骨内上髁炎

【发病机制】

肱骨内上髁炎又称高尔夫球肘，与肱骨外上髁炎向对应，位于尺侧（图 2-2-38）。

经常用力屈肘、屈腕和前臂旋前时使尺侧的腕屈肌处于长期收缩状态，从而使其肌腱的附着点发生急性扭伤和慢性劳损。损

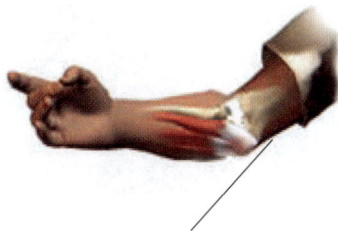

肱骨内上髁炎

图 2-2-38 肱骨内上髁炎

伤后，肌腱附着点出血形成小血肿和局限性的炎症、肿胀，挤压尺神经引起疼痛，若治疗不及时，则血肿机化，局部组织粘连，屈腕时就可因肌腱牵拉而出现疼痛。本病多见于高尔夫运动员，故称为"高尔夫球肘"。

【临床表现】

1. 症状

（1）肱骨内上髁酸痛，尤其在做前臂的旋前和主动屈腕时疼痛明显。

（2）沿尺侧腕屈肌向下放射痛，屈腕无力。

2. 体征

（1）肱骨内上髁处有明显的压痛，尺侧腕屈肌和前臂屈肌可有广泛的压痛。

（2）抗阻力伸腕实验阳性　即屈肘、伸腕，然后在抗阻力情况下主动屈腕，此时在肱骨内上髁处出现疼痛（图 2-2-39）。

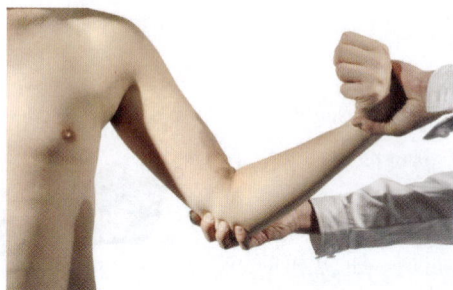

图 2-2-39　抗阻力伸腕实验

【手法按摩】

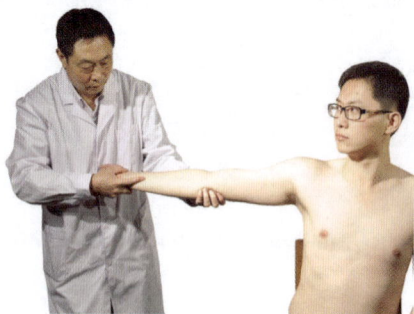

图 2-2-40　步骤 1（拿法）

步骤 1　患者坐位，术者用按、揉、擦、拿等手法从肱骨内上髁沿尺侧腕屈肌一直到腕部进行治疗。同时可以配合腕部的屈伸被动活动，在肱骨内上髁痛点处及周围进行弹拨，然后沿着屈肌腱用轻快拿法（图 2-2-40）。

步骤 2 患者屈腕，术者以掌部托住患肢肘部，用中指按压在肱骨内上髁痛点处，进行前后摇动，摇 5～7 次后，屈肘然后迅速拔伸，此时点按内上髁的中指迅速地向上、向内进行弹拨（图 2-2-41）。

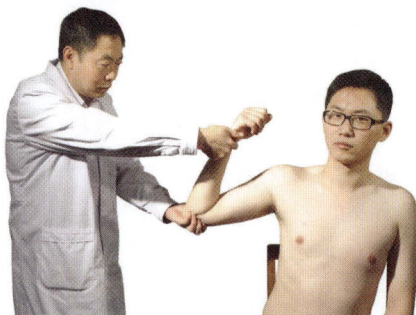

图 2-2-41　步骤 2（肘关节摇法）

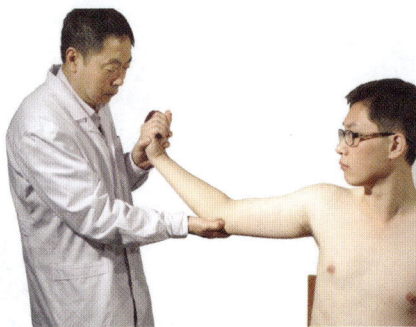

图 2-2-42　步骤 3（局部点穴）

步骤 3 术者用拇指点按患者曲池、尺泽、手三里、肘髎、少海等穴，以患者有酸胀感为度（图 2-2-42）。

步骤 4 术者一手握其患者腕部，另一手托其患肢肘部，做肘关节被动伸屈活动。速度由慢而快，再由快而慢，反复操作数次（图 2-2-43）。

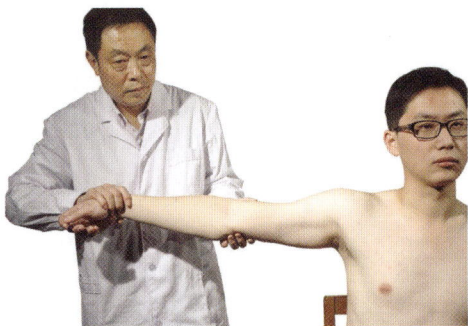

图 2-2-43　步骤 4（被动伸屈）

【局部固定】

本病无需特殊固定。

【预防调护】

（1）运动前先做一些热身运动及伸展运动，以减少扭伤的机会。

（2）尽量避免长时间及重复地运用前臂或手腕，如尽量安排小休或交替进行不同类型的工作，使前臂或手腕得到适当的休息。

（3）注意肘部保暖。

八、旋前圆肌综合征

【发病机制】

旋前圆肌的起点有两处，其一起自肱骨内上髁，称为肱骨头；另一起自尺骨冠突，称为尺骨头，这两头之间有正中神经通过（图2-2-44）。两头在下行过程中于正中神经前面汇合，肌束斜向外下方，先在肱肌和肱二头肌的浅面，后于桡骨掌侧面形成扁腱，止于桡骨中1/3的背面和外侧面。此肌收缩时，使前臂旋前和屈肘。

前臂的前侧面直接受到外力的损伤，或跌倒时手掌撑地而前臂处于旋前位，伤后未能及时治疗，使该处软组织发生纤维化、腱性组织变的坚硬；或长期屈肘、屈

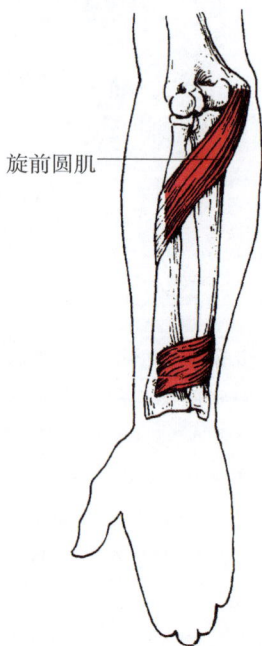

旋前圆肌

图2-2-44　旋前圆肌

腕及前臂诸肌群反复受累损伤，使腱性组织钙化或纤维化，而致正中神经、骨间掌侧神经受压而发生此病。

【临床表现】

1. 症状

（1）前臂近端疼痛为此病的早期主要临床症状。

（2）患者疼痛呈持续性，疼痛与体位有关。

（3）患者常不能用患肢的拇指、示指握笔写字或用筷子夹菜吃饭。

2. 体征

（1）前臂肘窝下约 2~4 横指处有明显压痛。

（2）手指远端关节屈曲力减弱，重者不能屈曲。

【手法按摩】

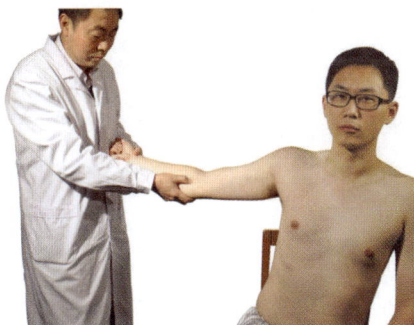

步骤 1 术者以点法配合揉捏和一指禅推法，顺患侧旋前圆肌走行方向进行点按或弹拨（图 2-2-45）。

图 2-2-45　步骤 1（局部点按）

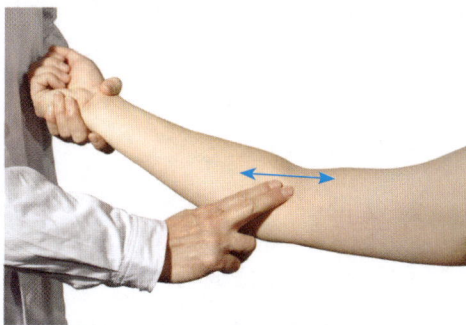

步骤2 术者用双指擦法沿患侧骨间掌侧神经和旋前圆肌投影区在前臂往返数次，以透热为度（图2-2-46）。

图2-2-46　步骤2（双指擦法）

【局部固定】

早期宜休息、制动或用石膏、纸板固定。置于屈肘90°，前臂旋前60°~90°位固定3~4周。

【预防调护】

（1）避免肘关节的过度扭转或外力作用。

（2）应注意局部保暖，不要着凉，不要提重物，适当地进行功能锻炼

九、旋后肌综合征

【发病机制】

旋后肌的起点是由肱骨外上髁经肘关节桡侧副韧带、环状韧带到尺骨上端背外侧面的旋后肌脊，此线呈半圆弧形，为腱性，称旋后肌腱弓。

旋后肌腱弓的肥厚以及该腱弓附近的脂肪瘤、血管瘤、腱鞘囊肿等都可以造成腱弓口部的狭窄，使通过此口的前臂骨间背侧神经受到挤压或神经的血供通过障碍，致使远端受该神经支配的旋后

肌、指总伸肌、尺侧腕伸肌出现无力、麻痹的症状。肘关节的病变或外伤、肘内翻及局部软组织损伤形成的瘢痕粘连、压迫或长期较重的摩擦皆可引起本病。

【临床表现】

1. 症状

（1）早期为前臂背侧近端局部持续疼痛，无放射感。

（2）伸掌指关节、伸拇、外展拇指无力，伸腕偏向桡侧。

（3）前臂活动时疼痛稍有缓解，静息时反而加重。

（4）常出现伸腕功能受限或腕下垂，拇指背伸和外展功能受限或不能。

2. 体征

（1）发病缓慢，常有外伤和慢性劳损病史。

（2）肘窝部偏桡侧可有压痛或触及肿物，没有感觉障碍。

（3）抗阻力伸腕实验阳性　令肘、腕、指间关节伸直，过程中抗阻力伸直掌指关节诱发桡侧腕短伸肌起点内侧缘疼痛为阳性（图2-2-47。

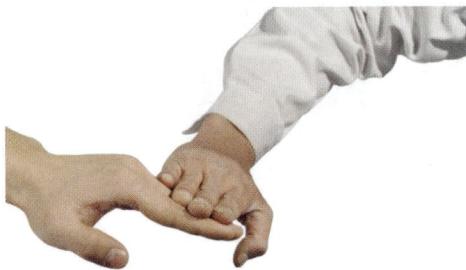

图 2-2-47　抗阻力伸腕实验

（4）手腕部见腕部背伸、桡侧倾斜时前臂极端疼痛，在肘关节前外侧部压痛或可触及肿物，前臂肌肉萎缩。

【手法按摩】

步骤1 术者可对患者紧张疼痛的旋后肌进行揉按和弹拨，使其变软、疼痛减轻。并对疼痛部位的筋结用分筋法，进行分筋治疗，使其变小或变软（图2-2-48）。

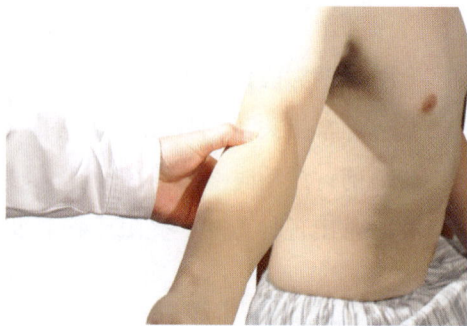

图 2-2-48　步骤 1（按揉法）

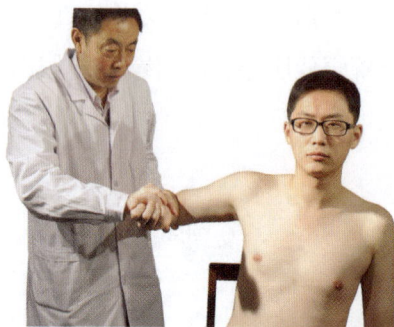

图 2-2-49　步骤 2（屈肘旋转）

步骤2 术者一手手掌托患肘，另一手握患腕，屈肘旋前、旋后各 20 次，可重复一次（图2-2-49）。

【局部固定】

病重者，用石膏或纸板固定制动。置前臂于屈肘 90°，前臂旋后 60°～90°。固定 3～5 周。

【预防调护】

（1）避免肘关节的过度扭转或外力作用。

（2）应注意局部保暖，不要着凉，不要提重物，适当地进行功能锻炼。

十、腕伸肌腱周围炎

【发病机制】

前臂的桡侧主要有伸腕短肌、伸腕长肌、伸拇短肌和外展拇长肌等伸肌。在前臂背侧中下 1/3 处，外展拇长肌从桡侧伸腕长肌、伸腕短肌上方斜行跨过，该处仅有一层疏松腱膜覆盖而无腱鞘（图2-2-50）。

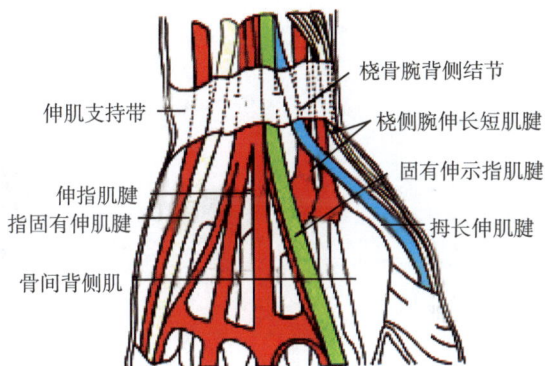

图 2-2-50 腕部肌腱

手部用力过度，伸腕肌活动频繁或腕部用力推物过猛，容易引起肌腱及周围组织损伤，发生炎性水肿，渗出。本病发病是因为伸腕长、短肌在向尺侧倾斜或用力握物时，两肌的运动方向不一致，容易引起摩擦造成的。好发于偶尔或一过性劳动强度增大的劳动者。

【临床表现】

1. 症状

（1）多有患肢剧烈活动病史，发病较快，以中年男性右侧多见。

（2）伸腕时无力或疼痛，腕活动加重，休息减轻。

（3）局部有疼痛、肿胀。

2. 体征

（1）患处有灼热感，并伴有压痛。

（2）腕屈伸活动时，前臂伸侧下 1/3 处可有细微摩擦感或捻发音。

【手法按摩】

步骤1 患者坐位，一助手固定前臂上端，术者一手握住拇指，稍用力拔伸牵引，用另一侧拇指沿桡侧腕伸肌腱用推法向上推拿，每次 5~10 分钟，每日一次，直至腕关节活动时摩擦音减弱或消失（图 2-2-51）。

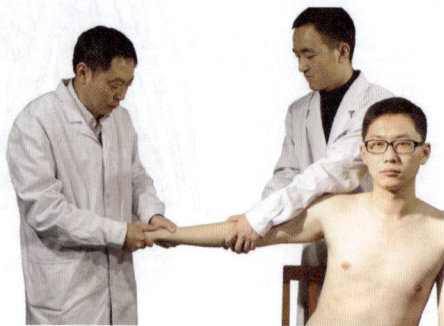

图 2-2-51　步骤 1（拇指推法）

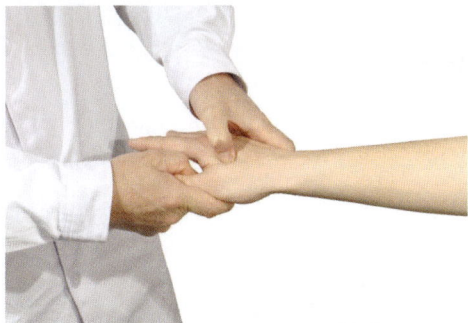

步骤2 术者用拇指按揉法在患腕关节背、掌、桡、尺侧及少海、尺泽、阳溪、列缺、合谷穴处操作约5分钟（图2-2-52）。

图2-2-52 步骤2 （拇指点穴）

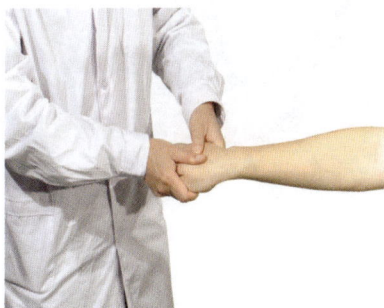

图2-2-53 步骤3a（拔伸摇腕）

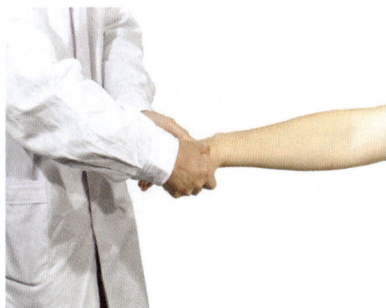

图2-2-54 步骤3b（桡屈）

步骤3 患者手背朝上，术者用摇法摇腕关节，然后拔伸摇腕，使腕关节掌屈充分片刻快速回复（图2-2-53）；再拔伸摇腕，伸直腕关节，再快速桡屈（图2-2-54）。

【局部固定】

急性期前臂可用小夹板固定1~2周以减少渗出。

【预防调护】

（1）避免患侧手提重物或伸腕动作时前臂用力过度。

（2）避免寒冷刺激，局部可加用湿热敷。

十一、尺骨鹰嘴滑囊炎

【发病机制】

尺骨鹰嘴有两个滑囊，一个在其与肱二头肌腱之间，另一个在肱三头肌腱与皮肤之间，后者容易损伤（图 2-2-55 ）。

本病多因肘部长期摩擦或碰撞而引起两个滑囊渗液、肿胀等变化所致，滑囊肿胀，肘后偏桡侧慢性刺激囊壁肥厚，囊腔内有绒毛形成，偶有钙质沉着。本病常见于矿工、学生，故又称"矿工肘"、"学生肘"等。

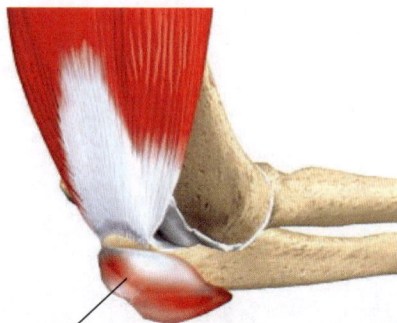

尺骨鹰嘴滑囊

图 2-2-55　尺骨鹰嘴滑囊

【临床表现】

1. 症状

（1）主要表现为鹰嘴部有囊腔性肿物，直径在 2~4cm，无疼痛或疼痛不重。

（2）急性期可出现局部红肿，皮温稍高，关节活动不利。

（3）渗液多时有波动感，逐渐形成圆形包块。

2. 体征

（1）有慢性肘后部劳损史或急性外伤史。

（2）囊内可抽出淡黄色穿刺液。

（3）肘后屈伸不利并伴有疼痛，可在肘尖部扪及囊样肿物，质软，边缘清晰，可有轻度移动感，压痛轻。

【手法按摩】

步骤1 术者用拇指或手掌掌心在患处进行由轻而重，再由重而轻地按揉，每次 3~5 分钟，以使局部有酸胀发热为度。深部滑囊炎可作肘关节反复屈伸活动，多能奏效（图 2-2-56）。

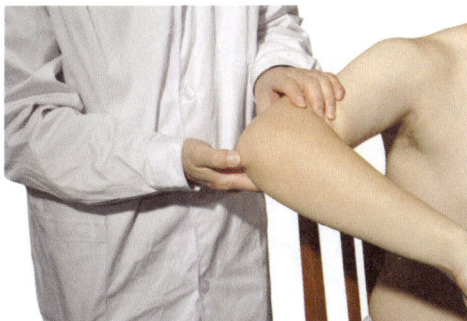

图 2-2-56 步骤 1（拇指按揉）

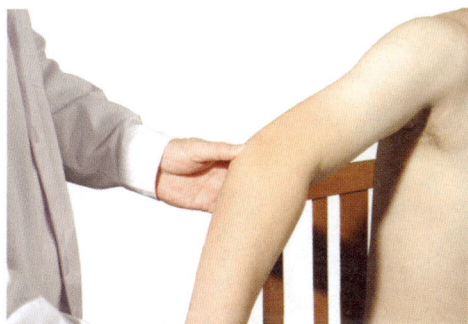

图 2-2-57 步骤 2（拇指按揉）

步骤2 患者坐位，术者站立于患肢侧方，一手握前臂下端，另一手拇指按揉尺骨鹰嘴滑囊部，然后在活动肘关节的过程中推理尺骨鹰嘴滑囊部（图 2-2-57）。

步骤3 术者用拇指按揉尺骨鹰嘴部及少海、曲池、手三里等穴，各约 1 分钟，同时配合患侧肘关节的被动屈伸活动（图 2-2-58）。

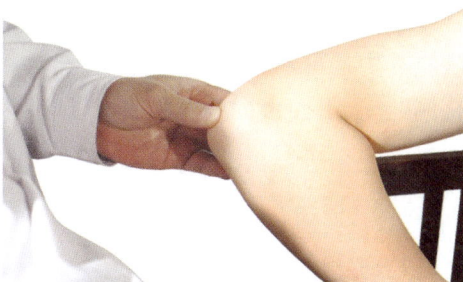

图 2-2-58 步骤 3（局部点穴）

【局部固定】

急性期可用三角巾悬吊或石膏固定制动，避免患部的摩擦、撞击。

【预防调护】

（1）避免外力对肘后部的刺激与影响。

（2）挤破滑囊后，应加压包扎。

（3）应注意局部保暖，不要着凉，不要提重物，适当地进行功能锻炼。

十二、腕关节扭挫伤

【发病机制】

腕关节由于活动范围比较大，活动频繁，所以非常容易发生扭伤。腕关节的结构复杂，并且前臂的肌腱及韧带均经过腕部，所以腕关节扭挫伤一般发生在韧带，损伤的韧带可因腕关节的扭伤的方向不同而不同（图2-2-59）。

一般背伸时扭伤大多为桡腕的掌侧韧带损伤，向掌侧屈腕时则易伤及桡腕背侧韧带，过度尺屈可以损伤腕桡侧副韧带，过度向桡侧屈曲可以损伤腕尺侧副韧带。

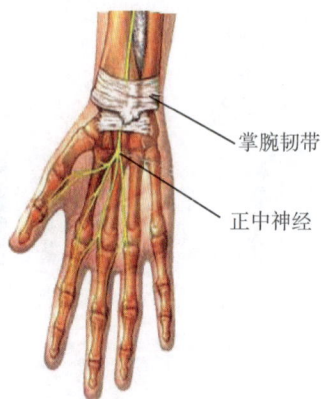

掌腕韧带

正中神经

图2-2-59　腕关节

【临床表现】

1. 症状

一般的腕关节扭伤疼痛不明显，扭伤较重则疼痛肿胀，可见皮下淤斑,压痛拒按,功能活动障碍。

2. 体征

腕关节扭伤可以根据临床表现及检查很容易诊断,但应与腕部的骨折和脱位鉴别。

【**手法按摩**】

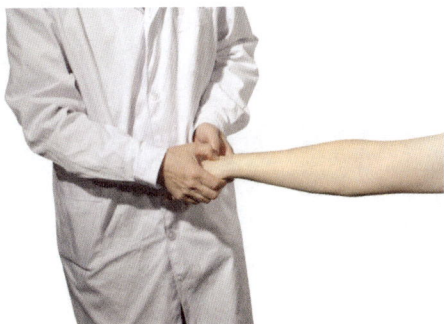

图 2-2-60　步骤 1（弹拨法）

步骤 1　患者坐位,术者先按揉损伤韧带的起止部,同时配合做腕部各个方向的摇动,再沿韧带的垂直方向做轻柔的弹拨。然后伸拉腕关节。如腕背部损伤,则向腕掌侧屈曲;掌侧损伤,向背侧屈曲;桡侧损伤,则向尺侧屈曲(图 2-2-60)。

步骤 2　腕关节急性扭伤,术者可在其腕部肿胀的部位用轻缓地揉法、按法、拿法、捏法等手法舒筋通络,以消除肌肉的急性疼痛。肿胀明显者,可从远端逐渐缓慢向患部使用轻快柔和的手法,可以帮助消肿止痛(图 2-2-61)。

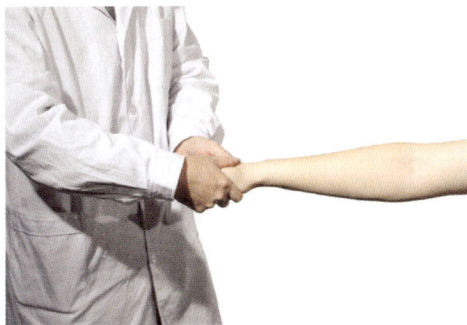

图 2-2-61　步骤 2（摇摆法）

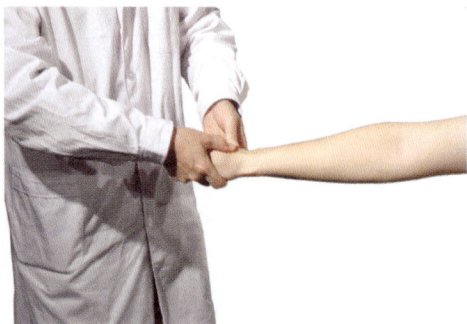

图 2-2-62　步骤 3（屈伸腕部）

步骤3　在手法治疗时，可以根据患者的疼痛程度，缓慢做屈伸腕部的活动。同时术者可拿住拇指及第一掌骨左右摇晃数次，并伴随抖动，使痉挛的肌肉得以松解，理筋整复（图 2-2-62）。

步骤4　术者用拇指按压扭伤腕关节局部及相关腧穴按压，如少海、通里、神门、尺泽、太渊、合谷等（图 2-2-63）。

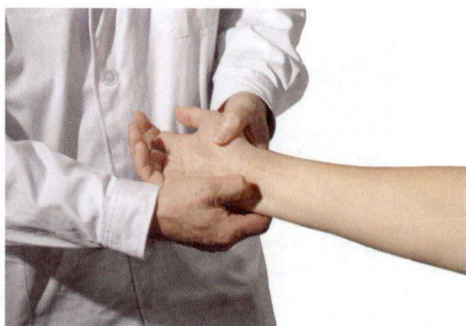

图 2-2-63　步骤 4（拇指按压点穴）

【局部固定】

损伤严重者，用石膏或纸板将腕部固定在功能位。损伤轻者，可用绷带和护腕保护。

【预防调护】

（1）应注意局部保暖，不要着凉，不要提重物，适当地进行功能锻炼。

（2）在运动前要进行准备活动，使腕部周围肌肉放松。

（3）受伤痊愈前不要继续运动，不要用力按摩、搓揉，以免加重损伤或造成陈旧性伤害，使关节扭伤反复发作。

（4）受伤24小时内冷敷，可减缓炎性渗出，有利于控制肿胀；之后转为热敷，加速血液循环。二者切不可颠倒。

十三、腕管综合征

【发病机制】

腕管系指腕掌侧横韧带与腕骨所构成的骨—韧带隧道。通过腕管的有：拇长屈肌腱与4个手指的指浅、深屈肌腱及正中神经。肌腱与腕横韧带之间的浅层有正中神经经过。狭窄的腕管内指屈肌腱和正中神经与腕横韧带

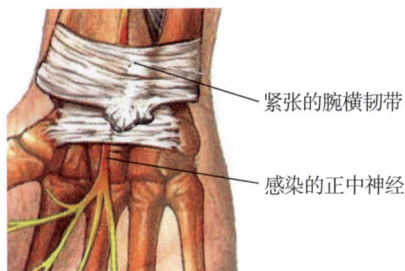

图 2-2-64　腕管综合征

长期摩擦，引起肌腱、滑膜水肿、增生或纤维化使腕管体积增大，从而压迫正中神经，引起以手指麻木为主的神经功能紊乱症候群（图 2-2-64）。

【临床表现】

1. 症状

（1）常表现为拇指、示指、中指疼痛剧烈，麻木，夜间加剧。活动后疼痛减轻。

（2）病久可以引起肌肉萎缩，握力减弱。

（3）详细询问病史、职业、工种常可提示致病的原因。

2. 体征

（1）丁尼尔实验阳性　轻叩腕管正中部位之正中神经（桡侧腕屈肌与掌长肌之间），患者正中神经分布的手指有放射性触电样刺痛感（图 2-2-65）。

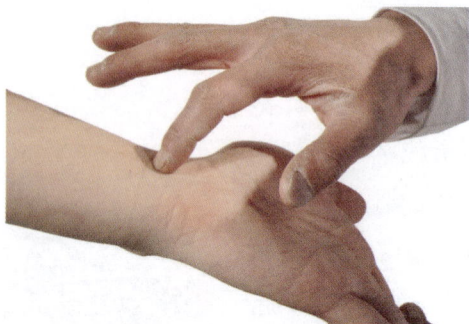

图 2-2-65　丁尼尔实验

（2）屈腕实验阳性　手掌放在桌上，前臂与桌面垂直，屈腕，此时正中神经被压在腕横韧带的近侧缘上。疼痛加重即为阳性（图 2-2-66）。

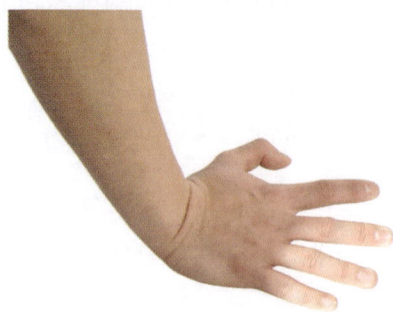

图 2-2-66　屈腕实验

（3）病程长者有大鱼际肌萎缩和拇指无力。严重的可有皮肤发亮、指甲增厚、患指溃疡等神经营养障碍的病症。

【手法按摩】

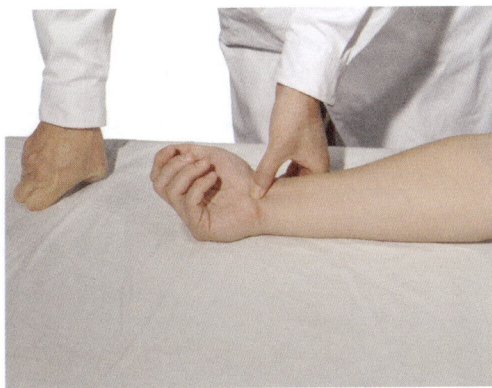

图 2-2-67　步骤 1（拇指点按、揉法）

步骤 1　患者将掌心朝上放在桌面上，然后术者点按尺泽、内关、大陵、鱼际等穴。然后用拇指揉法从前臂到手，沿心包经往返治疗，重点在腕管和大鱼际部（图2-2-67）。

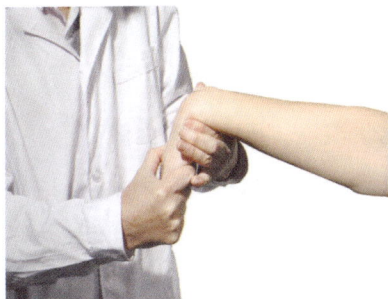

图 2-2-68　步骤 2（掌侧腕屈）

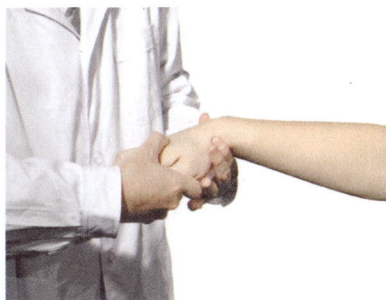

图 2-2-69　步骤 2（左右旋转）

步骤 2　患者坐位伸出患肢，使前臂处于旋前位，手背向上。术者双手握住患者腕部，左手拇指、中指夹于患腕的两侧，右手示指、中指夹患侧拇指近节，缓慢地向掌侧屈腕到最大限度（图2-2-68）。同时，在拔伸情况下左右旋转腕关节 3~5 次（图2-2-69）。

【局部固定】

疼痛较重者,用石膏或纸板将前臂和腕部于中立位固定1~2周。

【预防调护】

(1)不要使腕部肌肉长时间被挤压,避免外伤和腕部过劳。

(2)注意局部保暖,避免风寒湿侵袭。

十四、腱鞘囊肿

【发病机制】

腱鞘内发生囊性肿块,内含有无色透明或白色黏液称为腱鞘囊肿。本病多为劳累或外伤后引起腱鞘内的滑液增多后而发生囊性疝,结

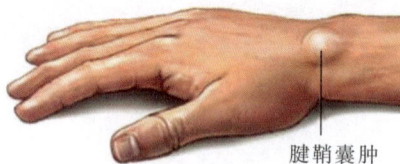

图 2-2-70　腱鞘囊肿

缔组织内含有浓缩的胶冻样黏液。腱鞘囊肿的囊壁的外层由致密纤维组织构成,内层由光滑的白色膜覆盖,其大部分由腱鞘起源,一部分由关节囊起源。本病好发于腕背部,女性患者多见(图2-2-70)。

【临床表现】

1.症状

(1)多见于中青年,女性多于男性。患者可有局部胀痛不适,亦可无症状。

(2)发病部位最多见于腕背,其次是腕掌、足背等,膝关节两侧及腘窝也可发生。

（3）囊肿基底固定，轻压痛，呈囊性感，表面光滑，边界清楚，不与皮肤相连，张力较大者，肿块较硬，易被误为骨突。

2.体征

（1）最常见于腕部，腕舟骨及月骨关节的背侧，拇长伸肌腱及指伸肌腱之间，也可见于踝关节背部和腘窝部。

（2）起势快，增长缓慢，多无自觉疼痛，少数有局部胀痛。

（3）局部见一半球形隆起，肿物突出皮肤，表面光滑，皮色不变，触之有囊性感，与皮肤不相连，周围境界清楚，基底固定或推之可动，压痛轻微或无压痛。

（4）部分患者囊肿经长期慢性炎症刺激，囊壁肥厚变硬，甚至像软骨。

【手法按摩】

步骤1 发病时间短，囊壁较薄，囊性感明显者可将腕背伸或掌屈，使囊肿较为固定与突出后，用按压法挤破囊肿（图2-2-71）。

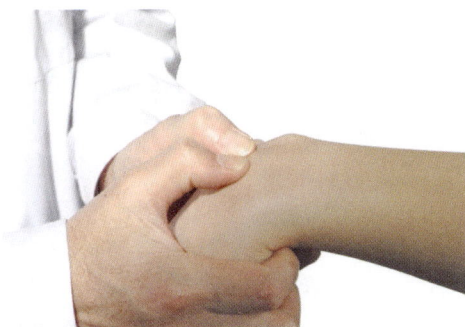

图2-2-71 步骤1（挤破囊肿）

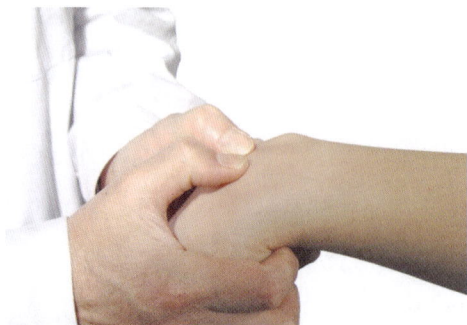

步骤2 捏破后局部揉法，轻柔的按摩，以便囊内液体充分流出，散于皮下，使之逐渐减少或消失（图2-2-72）。

图 2-2-72　步骤2（局部揉法）

【局部固定】

用大小合适的纸板加绷带，给予适当的压力包扎固定 2~4 天。

【预防调护】

（1）手法治疗后，应适当制动休息，避免外伤和过劳。

（2）应注意局部保暖，不要着凉，适当地进行功能锻炼。

十五、桡骨茎突狭窄性腱鞘炎

【发病机制】

桡骨茎突上有骨性凹陷，外部韧带形成纤维性管道，拇长展肌和拇短伸肌肌腱在桡骨茎突处共用一个腱鞘。拇指通过拇外展肌和伸肌的收缩，来完成对掌和先伸展后屈曲的动作。由于长期使用拇指做拿捏操作，使肌腱在狭窄的腱鞘内不断

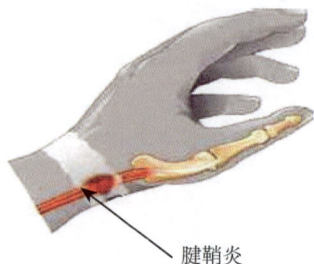

腱鞘炎

图 2-2-73　桡骨茎突狭窄性腱鞘炎

地运动摩擦，时间久容易造成肌腱的损伤性炎症。主要的病理改变是肌腱与腱鞘的发炎。表现为水肿，增生，肉芽组织形成和粘连，使腱鞘内的张力增加而产生疼痛和功能障碍（图2-2-73）。

【临床表现】

1. 症状

（1）桡骨茎突部疼痛，可放射到手和上臂，提重物时疼痛加重，手部感到乏力。

（2）在桡骨茎突处可见到一豌豆大小轻微的隆起。

2. 体征

（1）检查时可见到患侧桡骨茎突处有一结节状轻微隆起，扪之约为豌豆大小，压痛明显。

（2）握拳尺偏实验　屈拇指于掌心，然后握拳，轻轻将腕部向尺侧偏移，桡骨茎突部疼痛，为握拳尺偏实验阳性（图2-2-74）。

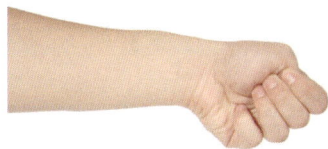

图 2-2-74　握拳尺偏实验

【手法按摩】

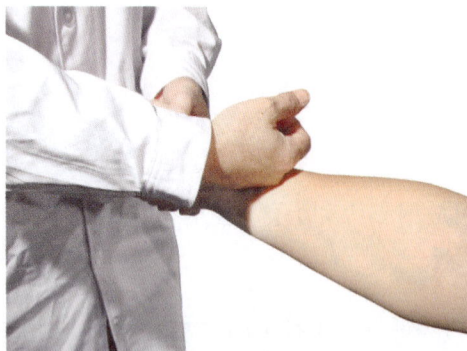

图 2-2-75　步骤1（腕部擦法）

步骤1　术者在手腕局部用擦法，行推拿治疗，并沿着前臂的桡侧上下反复操作2~5分钟（图2-2-75）。

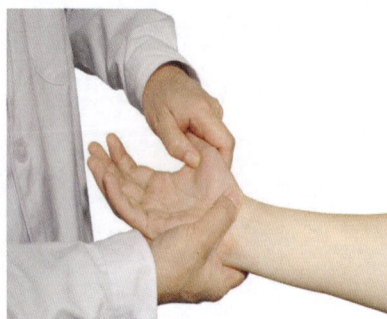

图 2-2-76　步骤2（旋转拔伸）

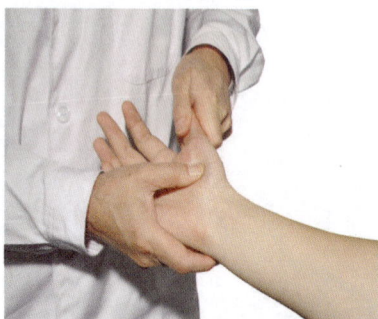

图 2-2-77　步骤2（揉按）

步骤2　术者一手握住患者腕关节的上方，并用大拇指尖按压患处；另一手握住拇指先行旋转摇动，并不时地对拇指进行拔伸；握患腕之手其拇指先行旋转摇动，并不时的对患者拇指进行弹拨（图2-2-76）；握患腕之手，其拇指沿肌腱走行方向轻轻的揉按（图2-2-77）。

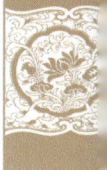

步骤3 用点法,点按手三里、列缺等穴(图2-2-78)。

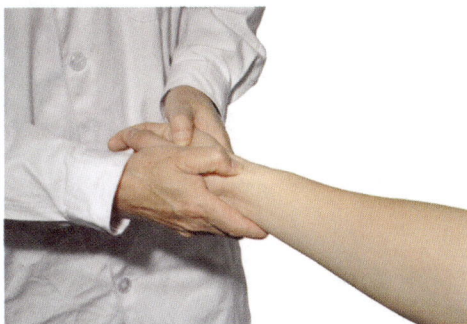

图 2-2-78　步骤 3(点列缺穴)

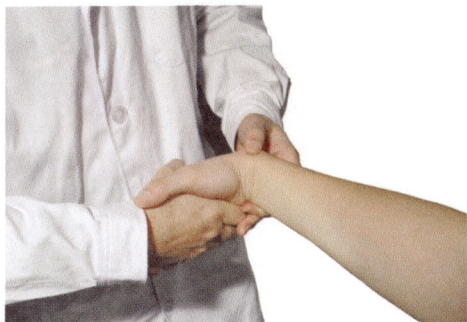

步骤4 术者一手握住患肢掌部使腕部屈曲,另一只手在桡骨茎突(阳溪穴处)处按揉理筋(图2-2-79)。

图 2-2-79　步骤 4(按揉阳溪穴)

【局部固定】

疼痛重时,用石膏或纸板贴合拇指进行固定。将拇指固定在背伸 20°,桡侧偏 15° 外展位,根据病人情况固定 3~5 周。

【预防调护】

(1)预防本病的关键在于避免腕和拇指过度劳累。在平时的生活或工作中,要注意劳逸结合,尽量避免腕部和拇指长时间活动。

(2)防止拇指和腕关节的扭伤及过度拔伸。

(3)注意局部保暖,不要着凉,不要提重物,适当地进行功能锻炼。

十六、屈指肌腱狭窄性腱鞘炎

【发病机制】

屈指肌腱狭窄性腱鞘炎又称"弹响指"、"扳机指"。多发于拇指，少数患者多个手指发病。掌骨颈与掌指关节的掌侧有一骨性浅沟，它与手指的鞘状韧带共同构成一长约 1~2cm 的骨性纤维管，拇长屈肌腱和指深、浅屈肌均穿过此管。

手指经常屈伸，使屈肌腱与骨性纤维管反复摩擦，或长期用力握持硬物，使骨性纤维管受压变细，两端膨大成葫芦

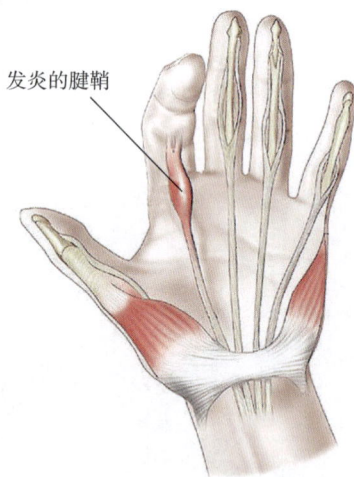
发炎的腱鞘

图 2-2-80 屈指肌腱狭窄性腱鞘炎

状。屈指时，肌腱膨大部分通过狭窄的纤维管便出现手指的弹跳动作。本病女性多于男性，中老年人发病较多（图 2-2-80）。

【临床表现】

1. 症状

（1）早期仅于晨起时、劳累后感手指屈伸活动欠佳，当活动开后无特殊不适。

（2）疼痛向手指远端放射，屈伸受限或弹响。

2. 体征

（1）指屈伸受限，活动时可触及弹响，严重者患指屈曲后，不能自行伸直，需健手帮助伸直。

（2）手掌压痛，并可触及一绿豆大小的结节。

（3）患者主动伸屈时局部有疼痛并可出现弹跳现象。

【手法按摩】

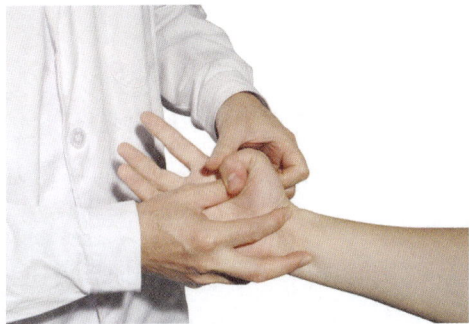

图 2-2-81　步骤 1（伸屈按压）

步骤 1　用手指触到掌指关节处的结节部，作按压，横向推动，纵向推按，轻、缓伸屈掌指关节 3~6 次，并向远端拉开，每日或隔日 1 次（图 2-2-81）。

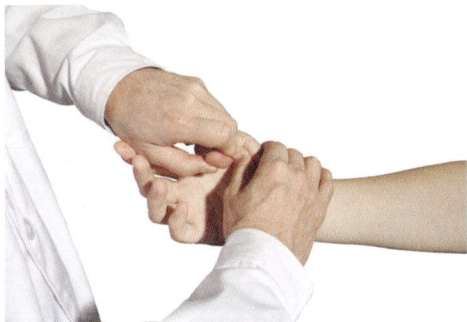

图 2-2-82　步骤 2（戳按掌指关节）

步骤 2　先在腱鞘处做揉按手法，然后术者一手自桡侧拿住患者手背，拇指按在第一掌指关节腱鞘处，另一手握住拇指向远端拔伸并摇晃拇指 5~7 次，在拔伸下突然使拇指屈曲，同时按压腱鞘之手指戳按掌指关节处（图 2-2-82）。

【局部固定】

早期减少局部活动，严重时用纸板或石膏固定 2~3 周。

【预防调护】

（1）让自己了解病情的原因及预防措施。

（2）避免凉水洗手，以防腱鞘痉挛而引起疼痛。

（3）避免手、腕做反常的活动和长时间过度用力，以防引起肌腱和腱鞘劳损。

（4）浸泡温水，随时观察皮肤的变化，防止烫伤。

第三节　下肢筋伤

一、股四头肌损伤

【发病机制】

股四头肌损伤是由于直接暴力打击或者因牵拉所致股四头肌肌纤维的挫伤或者撕裂伤所产生的一种疾病（图 2-3-1）。

股四头肌遭受直接钝性打击可引起挫伤，轻者纤维断裂，重者肌肉断裂；间接暴力引起的损伤是由于该肌肉的强力收缩引起的，比如负重蹲起，足球运动员的后摆腿踢球等。

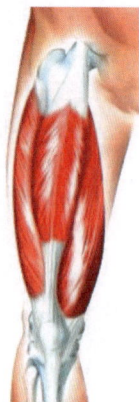

图 2-3-1　股四头肌

【临床表现】

1. 症状

（1）多有大腿前部明显的扭挫伤病史，好发于外伤、长途跋涉、过度劳动者及运动员。

（2）大腿前侧肌肉酸困疼痛，休息后疼痛缓解，再活动后减轻，劳累后又加重。

（3）髋、膝两个关节的屈伸活动受限制。如果肌腱断裂，除了出现股四头肌分布部位的疼痛，还会出现膝关节主动伸直功能丧失。

2. 体征

（1）急性损伤出现大腿前侧广泛疼痛、压痛、肿胀，数小时后局部可有淤斑、肌肉僵硬，血肿明显者穿刺可抽出血液。

（2）抗阻力伸膝试验阳性　患者仰卧于检查床上，伤肢抬起屈膝；术者一手托腘部，另手按压于踝关节上方，嘱患者用力伸直膝关节；伤处疼痛加重或伸膝无力（图2-3-2）。

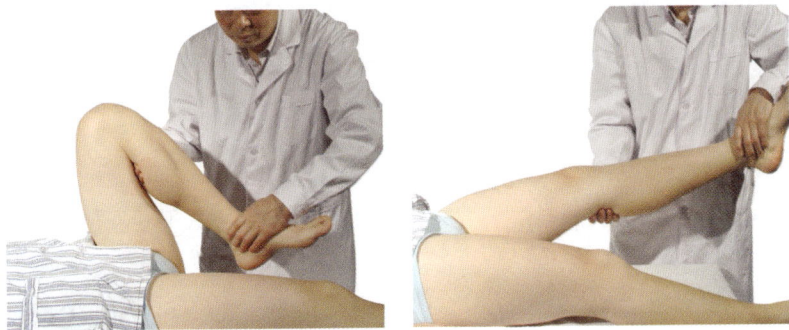

图2-3-2　抗阻力伸膝试验

【手法按摩】

步骤1 患者仰卧于床上，术者站于患者的患侧，用双手掌自下而上或自上而下推抚、摩揉股四头肌数分钟（图2-3-3）。

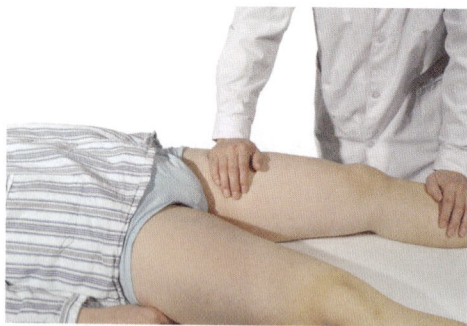

图 2-3-3 步骤 1（推抚摩揉）

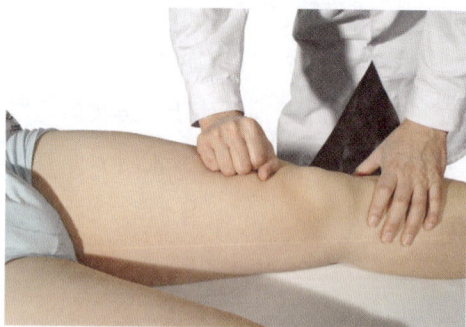

步骤2 术者用双手手指从上到下捏拿患侧股四头肌数遍。再用小鱼际部或空拳叩打大腿部和小腿外侧3~5遍（图2-3-4）。

图 2-3-4 步骤 2（捏拿叩打）

步骤3 术者用拇指揉压患肢髀关、阴市、血海、健侧阴陵泉、阳陵泉及大鱼际压放气冲穴（图2-3-5）。

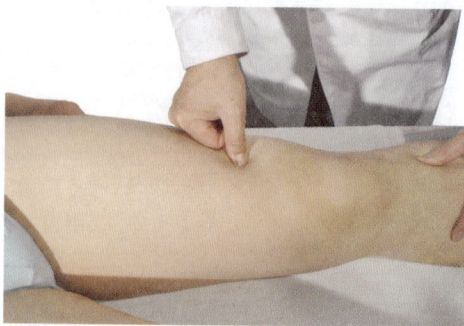

图 2-3-5 步骤 3（局部点穴）

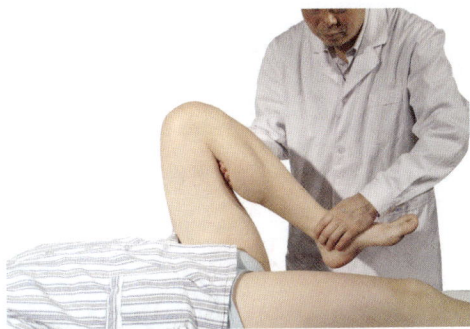

步骤 4 术者一手握拿患者踝部，另一手扶患侧膝部，两手协同用力屈伸、回旋髋、膝关节数次（图 2-3-6）。

图 2-3-6　步骤 4（屈伸回旋）

【局部固定】

股四头肌急性损伤的早期按摩手法宜轻，肌肉部分断裂者应将患肢屈曲位小夹板固定 1 周，完全断裂者宜手术缝合。

【预防调护】

（1）避免造成股四头肌强力收缩的动作，如负重起蹲，大力踢足球，同时尽量避免反复跪、跳。

（2）应注意局部保暖，不要着凉，适当地进行功能锻炼。

（3）恢复期患者可以仰卧于床上，膝关节伸直，患肢抬高床面约 5cm，坚持 5~10 秒，此为一组，每次 5 组，每日 3 次。

二、髋关节一过性滑膜炎

【发病机制】

髋关节一过性滑膜炎是由于髋关节的过度外展、外旋、关节内的滑膜或股骨头韧带被卡在股骨头和髋臼之间，使股骨头暂时不能完全地复位，从而引起髋关节的一过性的急性肿痛、渗出的病症。本病多发生于 10 岁以下的儿童，男孩多于女孩。本病预后良好，通过手法治疗多可缓解。

本病的发生多伴有明显的轻度髋关节扭伤史,如小孩跳皮筋、跳台阶时在髋关节的外展位滑倒。因为儿童时期髋关节发育不成熟,活动度大,关节囊松弛。为了缓解卡压,骨盆会代偿性的倾斜,从而出现患肢的假性变长,此时患儿常不敢放开脚步行走。

【临床表现】

1. 症状

(1)多发生于10岁以下的儿童,男孩多于女孩。临床上多数患儿起病急,有一过性的髋关节扭伤史或上呼吸道感染病史。

(2)患儿早期疼痛大多位于大腿及膝关节的内侧,次日局限于髋部,并且出现向患肢倾斜的跛行状态。

2. 体征

(1)患儿出现髋关节前后方的压痛,在被动的外展、外旋位尤其明显,同时可发现不同程度的股内收肌的痉挛。

(2)某些患儿的患肢比健侧肢体长 0.5~2cm。

(3)严重者可出现托马斯征阳性。患者仰卧,尽量屈曲健侧大腿贴近胸壁,同时使腰部紧贴床,再让患者伸直患肢,如果不能伸直,则为阳性(图 2-3-7)。

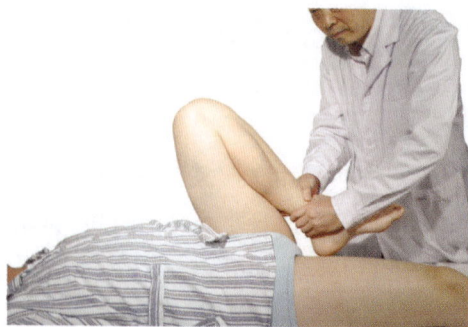

图 2-3-7　托马斯征

【手法按摩】

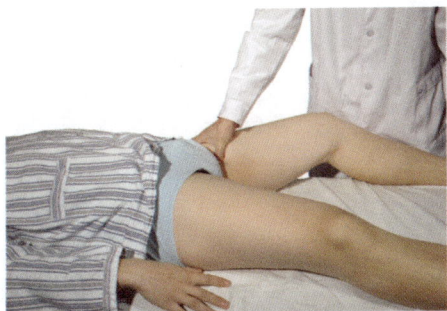

图 2-3-8　步骤 1（弹拨理顺）

步骤 1　患者仰卧，术者拇指先用轻柔的手法弹拨理顺痉挛的股内收肌群，此过程中避免髋关节的突然伸展及内收，以免影响股骨头的血液供应。（图 2-3-8）。

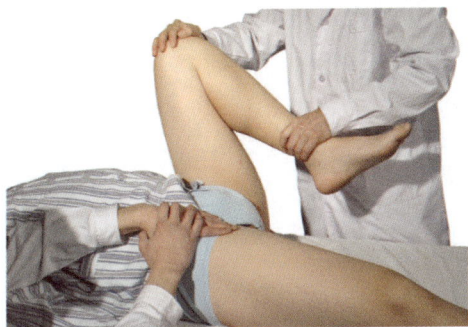

图 2-3-9　步骤 2（屈髋屈膝）

步骤 2　患者仰卧位，助手一手压住患者健侧髂前上棘以固定骨盆。术者站立于患侧，一手握着患肢踝部，另一手握患肢膝关节，先轻轻屈髋屈膝，进而在无痛苦的范围内活动，直到患肢完全放松，瞬间将患肢髋膝关节屈曲到最大限度，保持 1~2 分钟（图 2-3-9）。

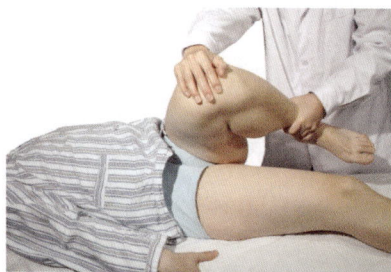

图 2-3-10　步骤 3a（内收、旋内）　　图 2-3-11　步骤 3b（外展、旋外）

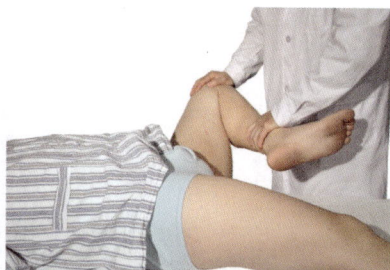

步骤 3　如果患肢假性变长的做屈髋、内收、旋内患侧肢体（图 2-3-10）；若患肢缩短的用屈曲、外展、旋外动作（图 2-3-11）。

步骤 4　在牵引的情况下伸直患肢，待肌肉放松后，患肢功能大多可部分恢复。

【局部固定】

本病无需特殊固定。

【预防调护】

（1）小儿髋关节发育不成熟，在跳皮筋及劈叉等动作时应该注意保护髋关节。

（2）手法治疗后可以让患儿在坐位髋关节屈曲 90° 的情况下用足底蹬木棍来回滚动，可以减轻症状。

（3）手法治疗以后应该卧床休息一段时间，同时少做髋关节的外展外旋动作。

三、弹响髋

【发病机制】

弹响髋是指髋关节在某种运动时出现听得见或者感觉得到的"咔嗒"声音，常发生于髋关节外，少数发生在关节内。又称为"阔筋膜紧张症"，青壮年多发，常为双侧发病。由于此病多发生于青壮年，并且常常伴有较大响声和疼痛不适，所以会对患者精神造成一定的影响。

本病多由于外伤、劳损或者风寒湿邪侵袭以后，导致关节局部软组织发生炎症改变所致，也有的是由先天的原因所造成的。总之，是由于各种原因导致的局部肌肉痉挛或者筋膜的增厚、粘连而造成活动时的弹响。由于女性的骨盆大，两个大转子的间距宽，故而发病率较男性高。

【临床表现】

1. 症状

（1）多发生于青壮年，髋关节活动时可以听到或者自我感觉的"咔嗒"声。

（2）少数患者有患髋大粗隆部位的压痛。

2. 体征

（1）可于有些患者增厚的髂胫束后缘或者臀大肌前缘发现一条束带。有时触到或见到一条粗而紧的纤维带在股骨大粗隆上滑过。

（2）当患侧髋关节屈曲、内收、内旋时，可以听到弹响或感到弹响。

【手法按摩】

步骤1 患者取俯卧位，术者站立于患者患侧用㨰法作用于臀部肌肉，同时将髋关节外展及后伸。（图2-3-12）。

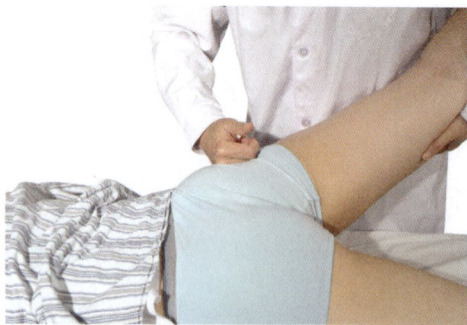

图2-3-12　步骤1（㨰法）

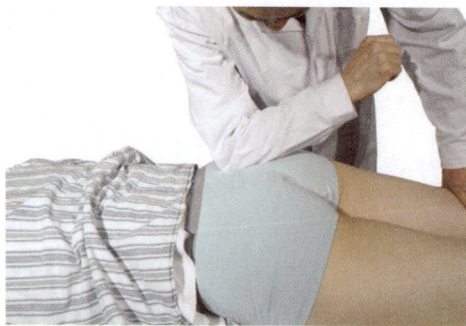

步骤2 术者以肘部按揉患者骶尾部及髂嵴外侧的肌肉，以患者感觉酸胀为度（图2-3-13）。

图2-3-13　步骤2（肘部按揉）

步骤3 术者用㨰法作用于患者阔筋膜沿着髂胫束经膝关节外侧至胫骨部位滚动，再用双手拇指弹拨股骨大粗隆上滑动的纤维条索（图2-3-14）。

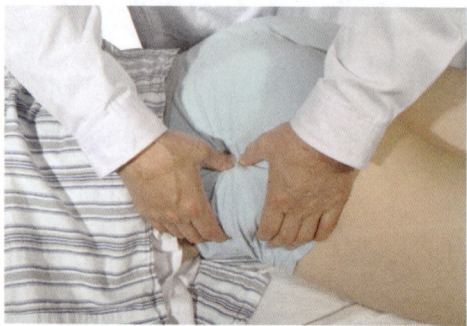

图2-3-14　步骤3（拇指弹拨）

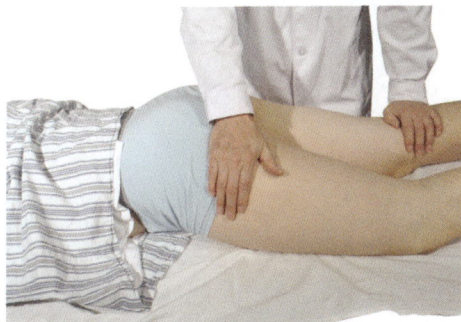

步骤4 用擦法作用于患侧的臀大肌及其大腿外侧，透热为度（图2-3-15）。

图 2-3-15　步骤 4 （擦法）

【局部固定】

本病无需特殊固定。

【预防调护】

（1）平时应注意保护髋关节，注意局部保暖，不要着凉。

（2）可适当配合中药熏洗或舒筋止痛的药物外用。

四、股骨大转子滑膜囊炎

【发病机制】

股骨大转子滑囊炎是由于臀大肌肌腱与股骨大转子的摩擦而发生该滑囊的充血、水肿和渗出，使滑囊腔扩大，引起局部症状的一种疾病（图 2-3-16）。

股骨大转子滑囊位于大转子与臀大肌肌腱之间。滑囊受创伤、劳损、感染以及各种理化因素刺激等即可能导致炎性反应。股骨大转子与臀大肌之间长期持续地

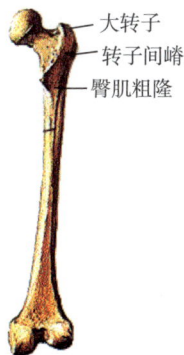

大转子
转子间嵴
臀肌粗隆

图 2-3-16　股骨大转子

相互摩擦便可产生无菌性的炎症，因此股骨大转子滑膜囊炎一般没有明显外伤史。

【临床表现】

1. 症状

（1）多为成年人，男多于女，单侧发病，双侧少见。

（2）局部肿胀，大转子后方的凹陷常消失，髋外侧异常丰满。髋活动痛，早期常有摩擦感，压痛，但无波动感。

2. 体征

（1）患髋常被动地采取屈髋、外展、外旋位。髋关节运动范围不受限制。被动活动髋关节偶可引出大转子周围摩擦感或弹拨现象。

（2）在可触及波动感的时候，穿刺抽吸可抽出淡红色血性液，后期为淡黄液。

【手法按摩】

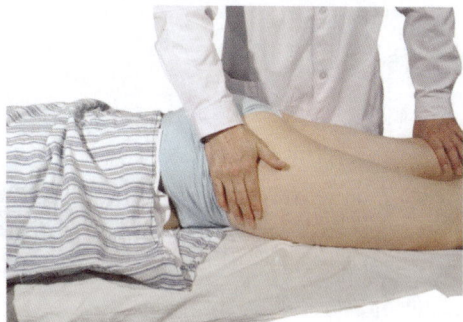

图2-3-17　步骤1（抚摸，揉揉）

步骤1　患者俯卧位，术者用单侧手掌或者鱼际放于大转子处，轻轻地环形抚摸，揉揉以缓解肌肉紧张的状态（图2-3-17）。

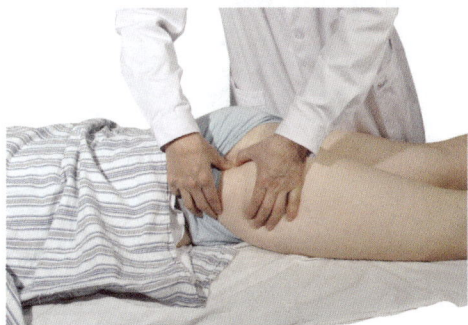

步骤2 术者双手拇指弹拨大转子滑膜囊部位，并用拇指揉该部位（图2-3-18）。

图 2-3-18 步骤 2（拇指弹拨）

【局部固定】

本病无需特殊固定。

【预防调护】

（1）平时应注意保护髋关节，注意局部保暖，不要着凉。

（2）急性期注意卧床休息，尽量使髋关节处于旋外状态以放松臀大肌。

（3）可适当配合中药熏洗或舒筋止痛的药物外用。

五、膝关节胫、腓侧副韧带损伤

【发病机制】

膝关节的胫、腓侧副韧带损伤统称为膝关节的侧副韧带损伤，是由于直接或者间接暴力引起的膝关节内外侧副韧带受到扭伤，进而部分或者完全断裂，造成膝关节活动障碍，稳定性减弱，可同时伴有周围肌肉的撕脱、半月板的损伤或者合并腓总神经损伤的一类疾病。

具体而言，外侧副韧带是膝外侧稳定的静力结构，可对抗膝关节内翻应力。它是个较小的韧带，膝伸直时绷紧，屈曲时放松。膝外侧稳定更有赖于阔筋膜、髂胫束、股二头肌和腘肌，加之遭受内翻损伤时，受到对侧肢体的保护，因此临床上膝关节内侧副韧带（图 2-3-19）损伤远比外侧要多。但损伤后不应孤立地考虑，有时内外侧副韧带损伤可能会同时发生，也可能合并交叉韧带或半月板（图 2-3-20）的损伤，所以应全面考虑，还应仔细检查是否合并腓总神经（图 2-3-21）损伤。膝关节侧副韧带损伤在足球、摔跤、篮球动员中非常多见。

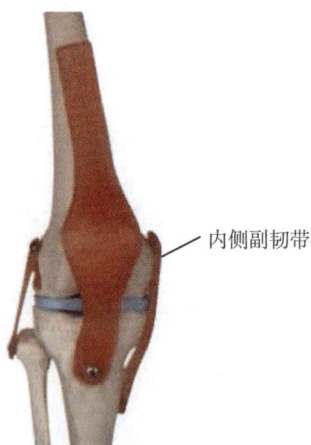

内侧副韧带

图 2-3-19　内侧副韧带

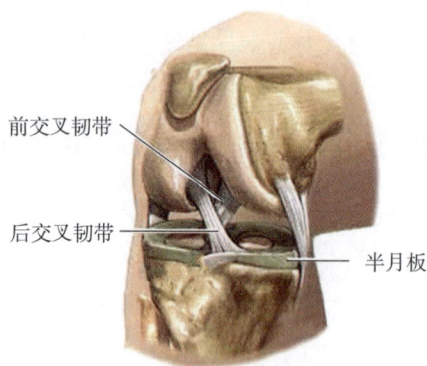

前交叉韧带

后交叉韧带

半月板

图 2-3-20　交叉韧带及半月板

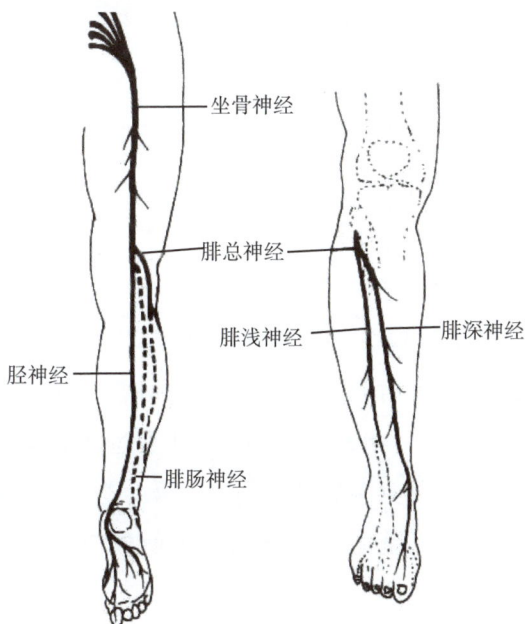

图 2-3-21 腓总神经走行

【临床表现】

1. 症状

（1）一般有明显外伤史，内侧副韧带损伤时，表现为内侧局限性疼痛，关节外翻时疼痛加重；外侧副韧带损伤时，症状为膝关节外侧局限性疼痛。

（2）内侧副韧带损伤时，膝关节内侧肿胀，当合并关节内损伤时可出现全关节肿胀，有时可出现膝关节内侧皮肤皮下瘀斑。外侧副韧带损伤时，可出现腓骨小头附近肿胀、局部压痛、皮下淤血。

（3）内侧副韧带损伤时，膝关节呈半屈曲位 45° 左右，主动、被动活动都不能伸直或屈曲。外侧副韧带损伤时，膝关节活动障碍，合并腓总神经损伤时，表现为足下垂，足背皮肤外侧感觉障碍。

2. 体征

（1）内外侧副韧带损伤时，可分别在胫骨内侧髁、股骨小头或股骨外侧髁触及压痛点。

（2）侧方应力试验阳性　内侧副韧带损伤时，膝关节内侧应力试验显示阳性，合并交叉韧带断裂时，尤为显著。反之，膝关节外侧应力试验阳性。当伸直位侧方应力试验阴性，而屈曲30°位时为阳性，此时表示膝关节外侧副韧带断裂合并外侧关节囊、韧带的后 1/3、弓状韧带损伤；当伸直位和屈曲30°均为阳性时，表示膝关节外侧副韧带断裂同时合并交叉韧带断裂。当伸直位阳性、屈曲位阴性时，表示单纯膝外侧副韧带断裂或松弛（图2-3-22）。

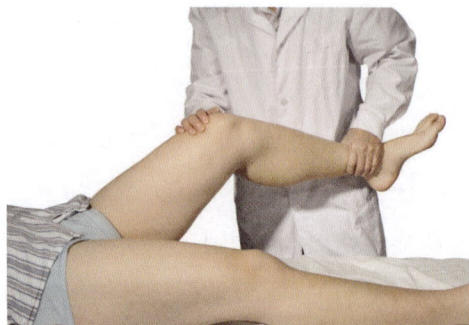

图 2-3-22　侧方应力试验阳性

【手法按摩】

1. 内侧副韧带手法治疗

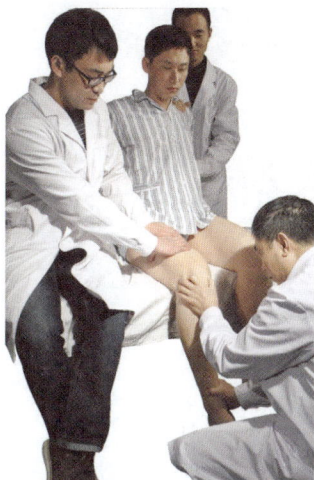

图 2-3-23　步骤 1（牵引）

步骤 1　患者坐于床边，两腿自然下垂，一助手坐于患侧。两手扶伤之大腿，另一助手于患者背后扶其两肩。术者半蹲位于患者前方。（以右侧伤为例）左手握于膝部，示指卡住髌骨固定之，另一手拿其小腿的下端，使小腿下垂牵引之。（图 2-3-23）。

步骤 2　膝关节由内向外摇晃约 6~8 次，然后术者拿小腿之手倒手变为向外牵拉，扶膝手变握膝内侧，使膝关节屈曲旋转于 90°位，扶膝手沿关节间隙推顺其筋。（图 2-3-24）。

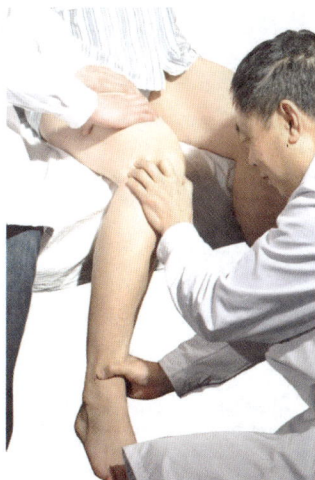

图 2-3-24　步骤 2（推顺其筋）

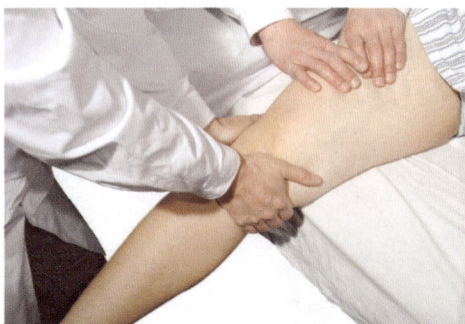

步骤3 将患肢伸直，术者双手掌在膝关节两侧施捋顺、捻散的手法（图2-3-25）。

图2-3-25 步骤3（捋顺捻散）

2. 外侧副韧带损伤治疗手法

步骤1 患者侧卧床上，患肢在上，助手固定大腿下端，勿使晃动。术者一手拿膝，拇指按其关节，另一手拿踝，作小腿摇法，晃动膝部，再与助手用力相对牵引，然后将膝关节屈曲。同时撤去助手（图2-3-26）。

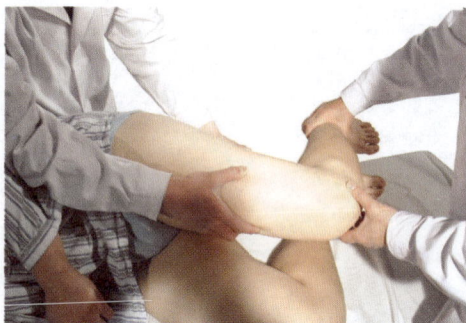

图2-3-26 步骤1（小腿摇法）

步骤2 使膝关节与髋关节尽力屈曲。拿膝之手的拇指用力向膝内侧归挤按压，将伤患肢拔直，术者拇指在伤处进行捋顺、捻散法（图2-3-27）。

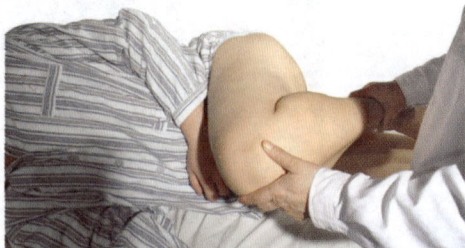

图2-3-27 步骤2（捋顺捻散）

【局部固定】

（1）膝内侧副韧带轻度损伤或仅有部分断裂者可采用石膏外固定治疗。将膝放于20°～30°屈曲位用石膏前后托制动，以利于损伤的愈合，并指导患者练习股四头肌力量，约1周后即可带石膏下地行走，3~6周后去除石膏，开始做膝关节伸、屈活动的锻炼，其功能可逐渐恢复。如果是内侧副韧带完全断裂者，建议尽早手术治疗。

（2）单纯膝外侧副韧带损伤者可用弹性绷带加压包扎；关节间隙开大为0.5~1.2cm，给予抽尽膝关节内积血加压包扎，屈膝20°位前后用长腿石膏托固定，6周后拆除石膏，开始练习膝关节活动。

【预防调护】

（1）尽量避免做一些可能导致膝关节过度外翻的动作。

（2）损伤的急性期给予局部冷敷，以止血，然后用厚棉垫局部加压固定，也可包扎后冰袋冷敷。

（3）慢性期积极功能锻炼，可适当配合中药熏洗或舒筋止痛的药物外用或者内服。

六、膝交叉韧带损伤

【发病机制】

膝关节交叉韧带损伤，是指外力致使胫骨的前后移位，导致膝关节前后交叉韧带损伤的一种疾病。膝关节前后交叉韧带是维持膝关节稳定不可缺少的结构，它和膝内外侧副韧带、髌韧带、膝部伸屈肌群和关节囊以及半月板共同维持关节的稳定。膝交叉韧带又称十字韧带，位于膝关节关节囊之中，分为前交叉韧带和后交叉韧带，均有滑膜覆盖（图 2-3-28 ）。

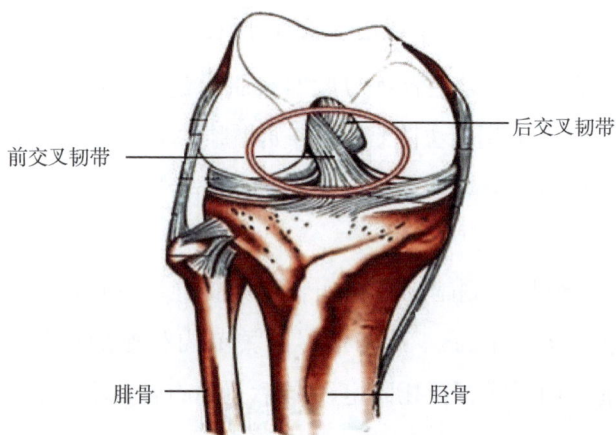

图 2-3-28　膝前后交叉韧带

当外力撞击小腿的上后方时，可使胫骨向前移位，造成前交叉韧带的损伤，当暴力作用于小腿上端的前方时，是胫骨向后移位，造成后交叉韧带的损伤。交叉韧带位置深，如果不是强大的暴力不能引起它的损伤或者断裂。故而交叉韧带的单纯损伤比较少见，一旦出现，多伴有侧副韧带及半月板的损伤。交叉韧带损伤多见于较剧烈的竞技运动中。后交叉韧带损伤远比前交叉韧带损伤少见。

【临床表现】

1. 症状

（1）一般都有明显外伤史，急性起病，感觉膝关节内有撕裂声，伤后即感膝关节剧烈的撕裂样疼痛。

（2）单纯交叉韧带损伤，肿胀多限于关节内。当后关节囊破裂时，肿胀可蔓延至膝后上下，逐渐出现皮下淤血。肿胀压迫腘动脉，小腿与足部静脉回流受阻可出现凹陷性水肿。

（3）后期患者除有受伤史外，多数以膝发软、不稳、跛行为主要表现。

2. 体征

（1）抽屉试验阳性　进行膝关节抽屉试验时，应先抽出关节内积血，患者仰卧，屈膝90°，足平放床上，术者以一肘或臀部压住患者足背作固定，两手环握小腿上段作向前拉及向后推的动作。当前交叉韧带断裂或松弛时，胫骨向前移位明显增大；当后交叉韧带断裂或松弛时，胫骨向后移位明显增大（图2-3-29）。

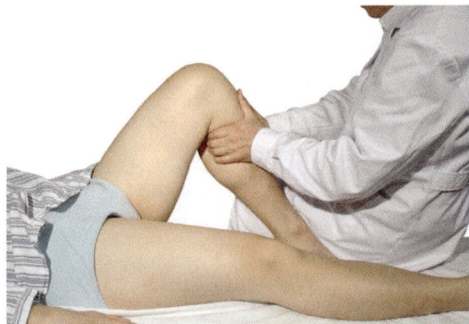

图2-3-29　抽屉实验

（2）膝关节屈伸活动功能障碍，活动受限。

【手法按摩】

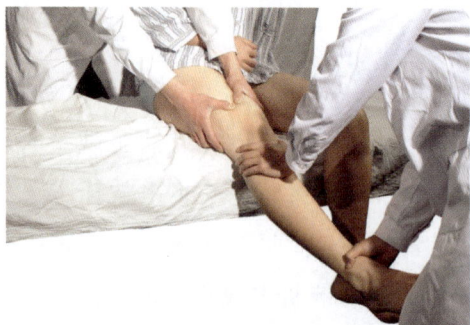

图 2-3-30　步骤 1（归挤法）

步骤 1　患者正坐床边，助手用双手固定伤肢大腿下端，术者一手由内侧握住小腿下端，另一手虎口拿住膝关节，用拇、示二指捏住膝关节两侧。术者与助手同时用力相对拔伸，并内、外转动小腿，拿膝之拇、示指用力归挤（图 2-3-30）。

步骤 2　将患者小腿夹于术者两腿之间，与助手相对拔伸。术者双手拇指在上，余四指在下，合掌拿住伤膝，使膝关节逐渐尽量屈曲。（图 2-3-31）

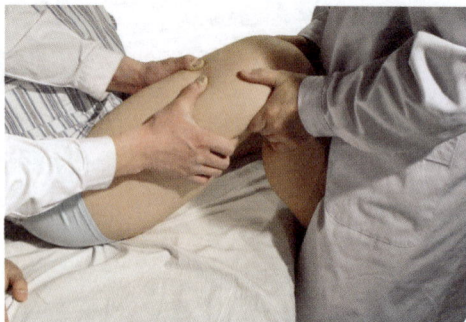

图 2-3-31　步骤 2（合掌屈膝）

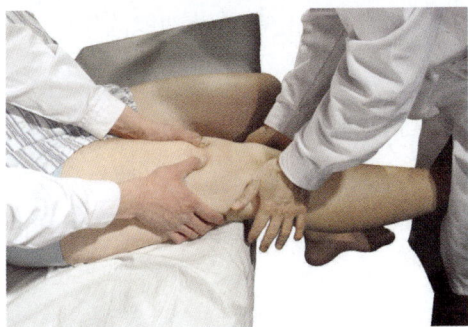

步骤3 将伤肢拔直，用捋顺、揉捻、散法按摩膝部（图2-3-32）。

图 2-3-32　步骤 3（捋顺揉捻法）

【局部固定】

膝交叉韧带部分断裂，可以石膏托或夹板固定膝关节20°～40°位4周，使韧带处于松弛状态，以便修复。

【预防调护】

（1）避免因剧烈碰撞，突然变向等造成交叉韧带损伤。

（2）后期可以在治疗的基础上适当配合中药熏洗或针灸治疗以促进恢复。

七、膝关节半月板损伤

【发病机制】

膝关节损伤后造成半月板的撕脱或者松动称为膝关节半月板损伤。每一个膝关节有两个半月板，分别称为内侧半月板和外侧半月板。内侧半月板较大，形近"C"形，其后半部与内侧副韧带相连，故后半部固定；外侧半月板稍小，形似"O"形，外侧半月板的活

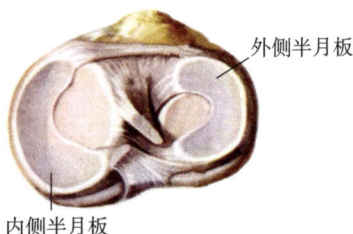

图 2-3-33　半月板

外侧半月板
内侧半月板

动度较内侧大。正常半月板具有缓冲和稳定膝关节功能的作用（图2-3-33）。

膝关节半月板正常情况下是粘在胫骨平台上面的，在膝关节的运动过程中它是不移动的。只有膝关节屈曲135°，同时关节旋内或者旋外时，半月板才会有轻微的移动，也正是在此种体位半月板容易受损伤。

【临床表现】

1. 症状

（1）疼痛固定在损伤的一侧，随活动量增加疼痛加重，部分患者疼痛不明显。

（2）膝关节活动时可听到或感到半月板损伤侧有弹响声。

（3）恢复期关节活动后肿胀，与活动量大小有关。是慢性创伤性滑膜炎的结果。

2. 体征

（1）研磨试验　患者俯卧位，膝关节屈曲90°，助手将大腿固定，术者双手握患侧足向下压并旋转小腿，使股骨与胫骨关节面

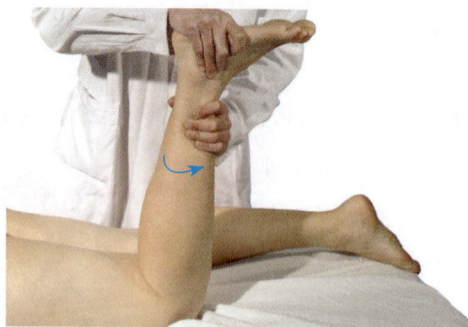

图2-3-34　研磨试验

之间发生摩擦，半月板撕裂者可引起疼痛。若外旋位产生疼痛，表示内侧半月板损伤。若内旋位产生疼痛，表示外侧半月板损伤（图2-3-34）。

（2）半月板损伤侧的关节间隙压痛阳性，压痛点多与半月板损伤的部位相吻合。有的可触到损伤的半月板在关节隙处呈鞭条状隆凸。

【手法按摩】

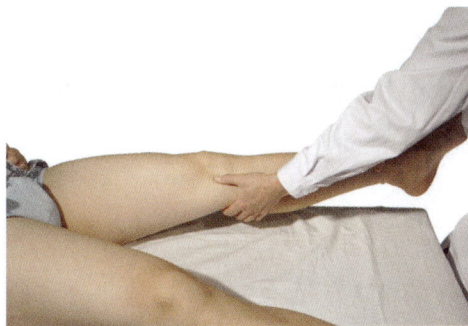

图 2-3-35　步骤 1（擦、揉法）

步骤1　患者仰卧，放松患肢，术者一手手摩痛点，一手手握踝部，屈曲膝关节并内外旋转小腿，然后伸直患膝，并且在膝关节周围和大腿前部施以擦、揉等法以促进血液循环，加速血肿消散。（图2-3-35）。

步骤2　患者侧卧，术者一手握住患足，一手固定患膝。先屈曲膝关节同时稍加牵引，扳开绞锁的膝关节间隙，然后来回旋转腿至正常范围，突然伸直膝关节，解除绞锁，疼痛可立即解除，恢复原有伸屈活动（图2-3-36）。

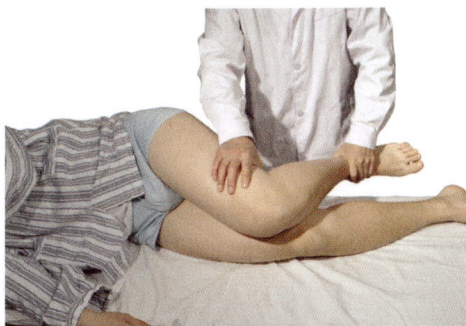

图 2-3-36　步骤 2（回旋伸直）

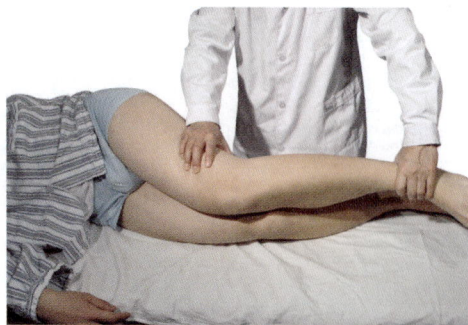

步骤3 用捋顺、揉捻、散法按摩膝部（图2-3-37）。

图 2-3-37　步骤 3（捋顺揉捻）

【局部固定】

属于边缘型小撕裂，可固定膝关节于近乎完全伸直位 6 周。6 个月内不可做跑、蹲或其他激烈的活动。

【预防调护】

（1）避免在剧烈屈曲旋转的情况下受力，以免造成半月板的损伤。

（2）在固定期间应积极进行股四头肌肌力锻炼，解除固定后行膝关节屈伸活动锻炼，后期行膝静力练习。

八、膝关节创伤性滑膜炎

【发病机制】

膝关节创伤性滑膜炎是指膝关节损伤后引起的滑膜无菌性炎症反应，以关节积血、积液为主要症状的一种疾病。临床分为急性创伤和慢性劳损两种情况。膝关节是全身关节中滑膜面积最大的关节，关节腔内除了股骨下端、胫骨平台和髌骨软骨外，其余的大部分均为关节滑膜所覆盖，滑膜内富有血管，血运丰富，滑膜细胞分泌滑液，可保持关节软骨的润滑，减少摩擦，并能扩散关节活动时所产生的热量（图2-3-38）。

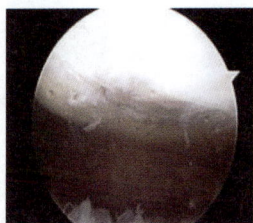

图2-3-38　膝关节的滑膜分布

膝关节创伤性滑膜炎分急性创伤性和慢性劳损性炎症两种。急性的滑膜炎一般是由于急性创伤、扭伤、关节周围的骨折或者是手术造成滑膜充血，最后影响血液回流造成的滑膜急性炎症；慢性滑膜炎一般是由长期劳损而致。

【临床表现】

1. 症状

（1）疼痛以较轻的胀痛为主，在膝关节完全伸直或屈曲时胀痛感更明显。

（2）首发症状往往是肿胀。

2. 体征

（1）不固定的压痛点，多位于关节软骨缘或原发损伤处。

（2）视病情不同而出现不同程度的关节功能受限，转为慢性滑膜炎者，常有关节粘连，影响关节活动，时间长了可出现股四头肌萎缩。

（3）浮髌试验阳性　患者仰卧，患者膝关节伸直，放松股四头肌，术者一手挤压髌上囊，使关节液积聚于髌骨后方，另一手示指轻压髌骨，如有浮动感觉则为阳性（图2-3-39）。

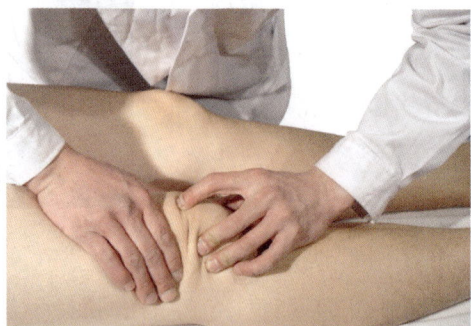

图 2-3-39　浮髌试验

【手法按摩】

步骤1　患者仰卧，术者双手点按髀关、伏兔、鹤顶和双膝眼；患者膝关节微屈曲，术者双手点血海、梁丘、内外膝眼、内外膝缝、阴陵泉、阳陵泉、足三里及三阴交（图 2-3-40）。

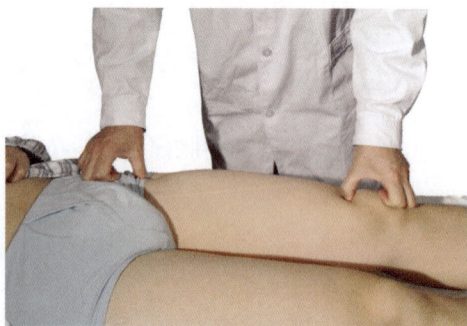

图 2-3-40　步骤1（局部点穴）

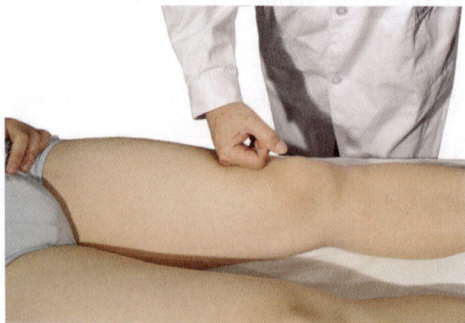

步骤2　于股四头肌和膝关节周围行㨰法，促进局部的血液循环（图 2-3-41）。

图 2-3-41　步骤2（㨰法）

步骤3 拔伸下将膝关节屈伸幅度由小到大，以患者感觉无痛苦为度（图2-3-42）。

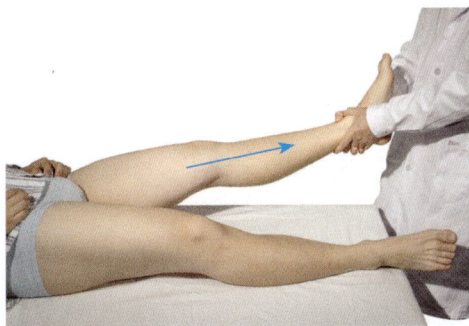

图2-3-42　步骤3（拔伸下屈伸）

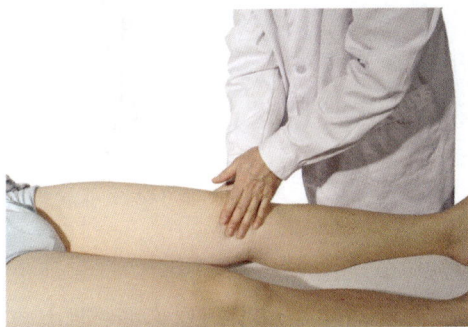

步骤4 双手在患膝两侧搓散使膝关节感到温热为度（图2-3-43）。

图2-3-43　步骤4（搓散）

【局部固定】

急性期可用石膏托固定膝关节于伸直位2周，制动以减轻关节积液症状。肿胀消退后行功能锻炼，以免肌肉萎缩。

【预防调护】

（1）避免因剧烈运动造成的膝关节损伤而影响滑膜，产生滑膜的炎症。

（2）针灸疗法　取膝眼并由内膝眼透外膝眼加刺阳陵泉、三阴交等，也可用艾条或艾团作温针灸。此方法可明显缓解慢性滑膜炎患者的症状。

（3）在拆除固定的基础上进行各种热疗、中药离子导入治疗，对膝关节创伤性滑膜炎恢复期均有一定效果。

九、腓肠肌损伤

【发病机制】

腓肠肌是小腿三头肌的浅层肌肉。其损伤的主要表现是腘窝内侧或者外侧的疼痛、肿胀及走路跛行（图2-3-44）。

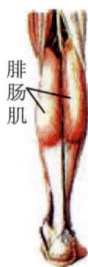

腓肠肌

图2-3-44　腓肠肌

小腿肌肉强力收缩或者拉伸往往会导致腓肠肌的损伤，如从高处坠落前足着地，或者负重行走，剧烈奔跑，常见于运动员、搬运工及从事体力劳动的人员。本病的发生多由于急性创伤或劳损而致部分肌纤维断裂，出血和创伤性炎症渗出引起肿胀，肿胀和出血压迫并刺激神经产生剧烈疼痛，肌肉收缩使疼痛进一步加剧，从而导致关节功能严重障碍。肿胀的肌肉因缺血加重，会产生疼痛，血肿机化产生粘连。以后均会严重影响小腿的功能。

【临床表现】

1. 症状

（1）暴力损伤后小腿后方疼痛、肿胀，负重时疼痛加重。劳损者肿胀不明显，久行久立后疼痛明显。

（2）屈膝受限，步行困难，不能前足着地。

2. 体征

（1）腓肠肌有广泛而轻重不定的压痛，常在腓骨小头后方有明显压痛点。

（2）提踵试验阳性　肌腱断裂者提踵试验阳性。即小腿乏力，不能正常行走，不能单腿以足趾点地立起（图2-3-45）。

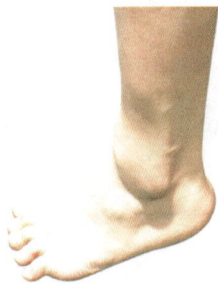

图 2-3-45　提踵试验

【手法按摩】

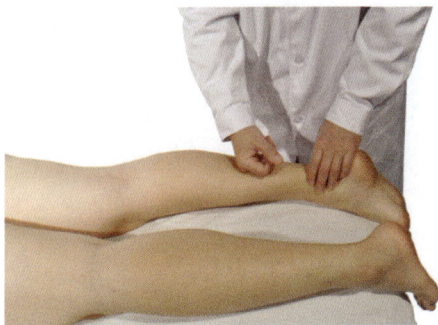

图 2-3-46　步骤 1（擦法）

步骤1　患者俯卧位，术者在患侧大腿下部之后侧到足跟部施以擦法，持续3~5分钟，透热为度（图2-3-46）。

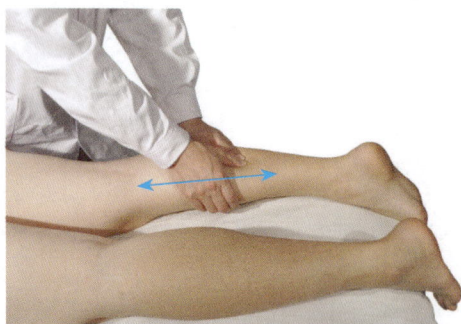

步骤2 术者以拇指沿患者腓肠肌之肌纤维及肌腱走行方向捋顺，持续 50 次左右（图 2-3-47）。

图 2-3-47 步骤 2（捋顺）

步骤3 患者俯卧，术者双手伸直，掌心相对，两手小鱼际部对患者小腿腓肠肌进行由轻至重的叩击，持续 3~5 分钟（图 2-3-48）。

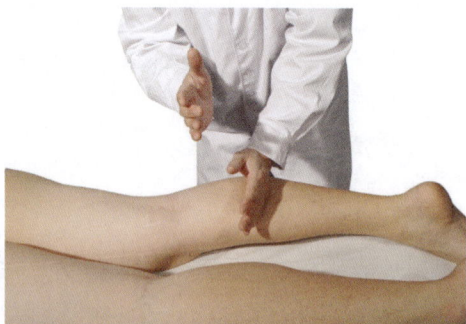

图 2-3-48 步骤 3（叩击小腿）

【局部固定】

损伤严重者可给予石膏托跖屈位固定 2 周。

【预防调护】

（1）剧烈运动前要做好准备活动，尤其是小腿的准备活动；刚开始锻炼的人要量力而行，不要量太大。

（2）损伤的中期要练习踝关节背伸牵拉腓肠肌，以疼痛为度。

（3）必要时可进行局部的自我按摩及中药的外敷或者熏洗。

十、髌前、髌下滑膜囊炎

【发病机制】

髌前、髌下滑膜囊炎是指由于外伤或者慢性刺激作用于髌前、髌下滑囊而造成以滑液增多、滑囊肿大为主要表现的一种疾病。位于髌前滑囊有 3 个，即髌前皮下滑囊（在皮下与深筋膜之间）、髌前筋膜下滑囊（在阔筋膜与股四头肌腱之间）、髌前腱下滑囊（在股四头肌腱与髌骨的骨膜

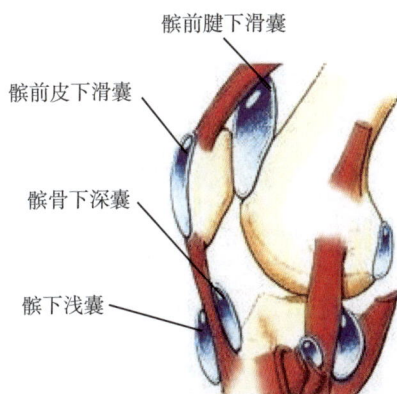

图 2-3-49　髌前、髌下滑囊

之间）。髌前滑膜囊炎多见于皮下囊。髌下滑膜囊分为深、浅两囊，深囊位于髌韧带内面与胫骨之间；皮下囊位于韧带与皮肤之间（图 2-3-49）。

临床上本病主要由于外伤或者感染、慢性劳损造成了滑膜囊渗出液增多，体积增大。此病多发于中青年人，经常屈曲膝关节或者膝关节处于半屈曲位工作者多见。

【临床表现】

1. 症状

（1）髌前滑囊炎表现为髌前疼痛，髌下滑囊炎半蹲位疼痛。

（2）肿胀　髌前滑囊炎表现为髌前肿胀，髌下滑囊炎表现为局部肿胀，可见髌韧带两侧生理凹陷消失并凸起，按之囊性波动感，上下不移动。

2.体征

（1）髌前滑囊炎压痛轻微，髌下滑囊炎髌韧带深部压痛，当膝关节伸直，髌韧带紧张时压痛最明显。

（2）髌前滑囊炎急性者伤后迅速积血肿胀，范围可超出髌骨界限，慢性者可见膝前肿胀肥厚，髌下滑囊炎髌韧带两侧按之囊性波动感上下不移动。

（3）髌前滑囊炎髌骨和膝关节受限不明显，髌下滑囊炎膝关节屈伸功能障碍。

【手法按摩】

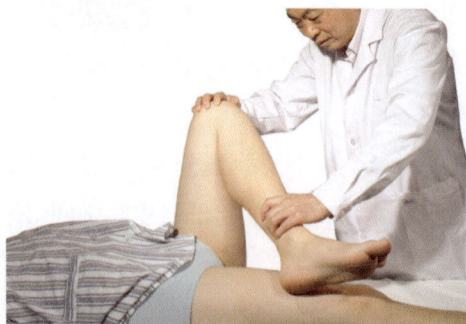

步骤1 患者仰卧位、屈曲膝关节，术者一只手握住患侧膝关节，另一只手握住同侧踝部，顺时针摇晃15次（图2-3-50）。

图2-3-50 步骤1（摇法）

步骤2 术者用拇指在患者肿胀的膝关节前轻轻按揉5~9分钟（图2-3-51）。

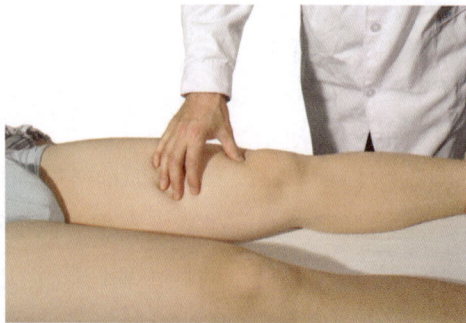

图2-3-51 步骤2（拇指按揉）

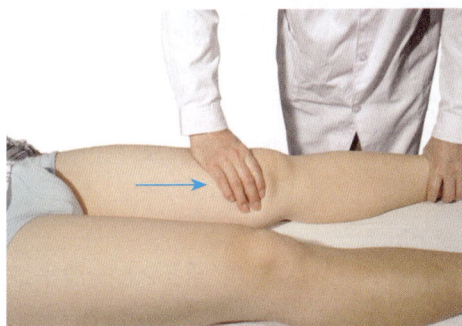

步骤3 术者用捋法、散法沿着大腿纵轴数次，透热为度。（图2-3-52）。

图 2-3-52　步骤 3（捋散法）

【局部固定】

滑囊内积液较多时局部加压包扎，必要时手术，术后固定时间不宜过长，以功能恢复为主。

【预防调护】

（1）避免膝关节屈曲位工作，如跪姿工作。

（2）早期如果关节肿胀发热明显，可以使用冰敷的方法。以 10 分钟冰敷，10 分钟休息的方式交替。

（3）缓解期可冷热交替敷患处，也可采用活血祛风渗湿中药外用。

十一、髌骨软化症

【发病机制】

髌骨软化症又称髌骨劳损、髌骨软骨炎，是膝部常见病之一，是髌股关节软骨的一种退行性变，有时可伴有股骨滑车部软骨面的退行性变。本病是膝关节较常见的一种疾病，好发于青少年。

髌骨软化症多发生在髌骨关节面中间区与内侧区交界部分，好发部位相当于屈膝 40°~80° 时髌骨和股骨的接触区。本病多由于直接外力、力线不正等原因造成局部应力异常、压力增高或者产生无菌性的炎症，从而导致软骨退行性改变，软骨面粗糙，失去光泽，严重者软骨脱落，骨质暴露。

【临床表现】

1. 症状

（1）最初为膝部隐痛，疼痛位于髌骨后方，轻重不一，一般平地行走症状不明显，下蹲起立、上下楼、上下坡或走远路后疼痛加重。半蹲痛是本病的重要征象。

（2）发病初只感觉膝疲软乏力，时有打软腿现象。

2. 体征

（1）来自髌骨下的摩擦音。术者的一手掌轻轻放在患膝髌骨上，主动或被动伸或屈膝，术者常能发现摩擦音的位置，粗细和多少，以明确诊断。

（2）髌骨下压痛。膝伸直位，下压髌骨并使髌骨作上下或内外移动。可查到压痛及有粗糙声响。特别是在膝关节屈曲45°时，按压髌骨内侧部分疼痛更为显著，或将髌骨推向外侧，按压股骨髌面内侧可有明显疼痛。

【手法按摩】

步骤1 患者仰卧，患肢伸直，股四头肌放松。术者用手掌轻轻按压髌骨作研磨动作，以不痛为度，每次5~10分钟（图2-3-53）。

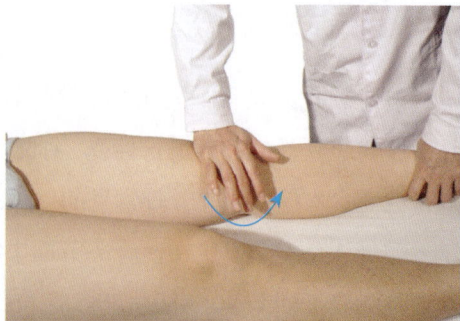

图2-3-53 步骤1（研磨髌骨）

步骤 2 用示指扣住髌骨两缘，作上下捋顺动作，约 5 分钟，(图 2-3-54)。

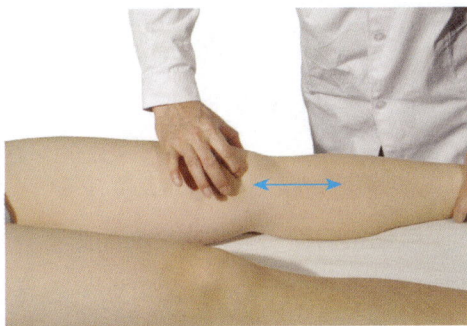

图 2-3-54 步骤 2（上下捋顺）

步骤 3 在膝关节周围施以滚法、揉捻法、捋顺法、散法等手法舒筋，透热为度。(图 2-3-55)。

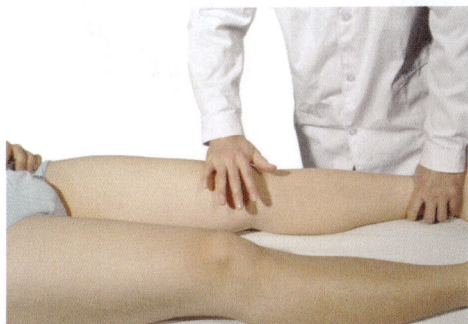

图 2-3-55 步骤 3（散法）

【局部固定】

本病如进行保守治疗，则无特殊固定。

【预防调护】

（1）避免长期、用力、快速屈伸运动。

（2）要在不负重条件下进行主动充分的关节活动。

（3）膝关节出现不适或不定位疼痛时，要考虑到早期髌骨软化症的可能，要及时休息、及时治疗。

十二、髌下脂肪垫肥厚

【发病机制】

髌下脂肪垫肥厚是指位于髌骨下面、髌韧带后面与关节囊之间的脂肪垫受到损伤后充血增厚或者无菌性炎症导致其与周围组织粘连的一种疾病（图2-3-56）。临床上可与中医的痹证相兼并存。多发生于运动员及膝关节运动较多者，女多于男。

膝关节的滑膜在髌骨下方两侧向后突，形成皱襞，其内夹有脂肪组织，称为脂肪垫，主要作用是加强关节稳定和减少摩擦作用。膝关节伸直时，髌骨和脂肪垫一起被股四头肌拉向上方以避免脂肪垫被嵌夹在股、胫关节面之间，并可防止其摩擦与刺激。在运动或者劳动中膝关节的反复扭搓，伸膝时脂肪垫被卡压于胫骨及股骨之间而造成损伤，充血，肥厚甚至无菌性炎症；膝关节受到直接暴力可以导致髌韧带及脂肪垫的损伤，造成纤维化、粘连、肥厚。

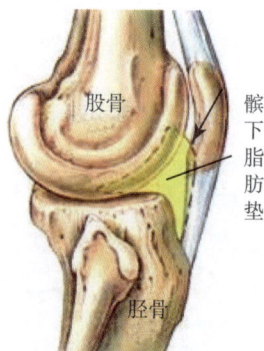

图2-3-56 髌下脂肪垫

【临床表现】

1. 症状

（1）膝前下方酸痛无力，伸直时疼痛加重。疼痛位于髌韧带上端后方及其两侧，有时可放射到腘窝甚至小腿和足跟。也可向小腿前下方放射。两个膝眼肿胀、膨隆。

（2）晨僵、无力。膝关节屈伸活动不利，病变严重时，膝关节不能伸直，足尖外撇，足底外侧着地、跛行。

2.体征

（1）在髌腱两侧膝眼处肥厚压痛，伸膝时更明显。髌腱上方压痛，在被动伸膝过程中，拇指向关节间隙推挤脂肪垫时疼痛明显。

（2）病程久者，出现股四头肌萎缩，肌张力降低。

（3）过伸试验阳性　患者平卧，膝关节伸直平放。术者一手握其患肢踝部，另一手按压膝部，使膝关节过伸，髌下脂肪垫处有疼痛，即为过伸试验阳性（图2-3-57）。

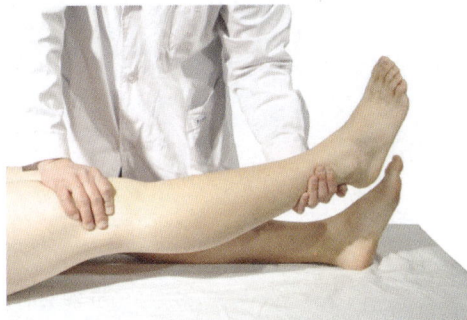

图2-3-57　过伸试验

（4）髌腱松弛压痛试验　患者平卧，膝伸直。术者一手示指放在患者患侧内膝眼或外膝眼处，另一手掌根放在前一示指指背上，放松股四头肌（髌腱松弛），逐渐用力向下压示指，压处有明显疼痛感。若令患者收缩股四头肌，重复以上动作，且压力相等，出现疼痛减轻者，为阳性（图2-3-58）。

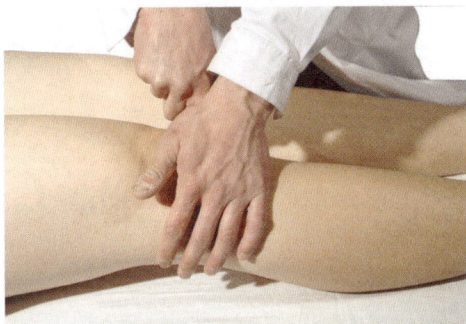

图2-3-58　髌腱松弛压痛试验

【手法按摩】

步骤1 患者仰卧，膝关节屈曲。术者先点按梁丘、血海、膝眼、阳陵泉、阴陵泉、足三里等穴。然后将患肢伸直，用两手大小鱼际肌按住髌骨下缘处，进行环转按揉5~10分钟（图2-3-59）。

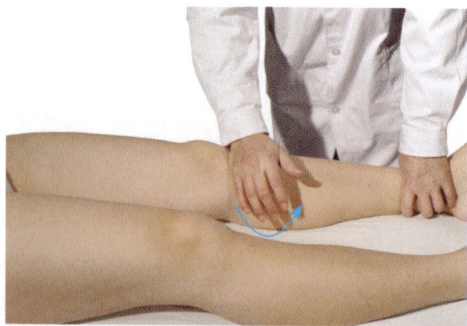

图2-3-59 步骤1（环转按揉）

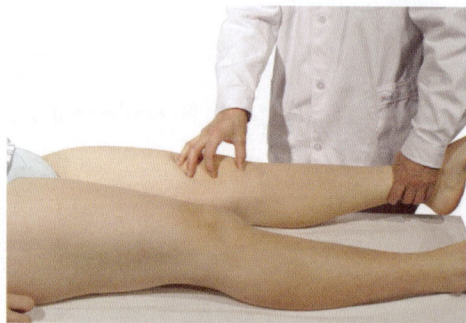

步骤2 患者仰卧，术者站在患侧。患者膝关节屈曲，术者一手握住膝关节，大拇指按在髌骨缘；另一手握住踝关节进行环转摇晃，同时用按住患处的大拇指进行按摩。然后握膝关节的手令膝关节先屈曲再伸直，在伸直的同时，按在膝关节的拇指用力向下按压1~2分钟，反复数次（图2-3-60）。

图2-3-60 步骤2（拇指按压）

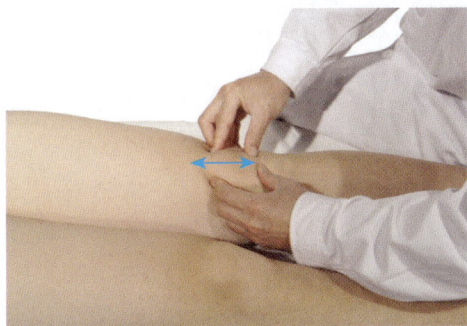

步骤3　病人仰卧，术者坐于患侧，两手分别置膝之上、下，来回推按髌骨 20~30 次（图 2-3-61）。

图 2-3-61　步骤 3（推按髌骨）

【局部固定】

急性损伤应避免膝关节过伸动作和锻炼，可适当地制动膝关节。

【预防调护】

（1）避免膝关节反复的劳损。

（2）要在不负重条件下进行主动充分的关节活动。

（3）在慢性期可外用活血化瘀的中药及进行股四头肌的肌力锻炼。

十三、伸膝装置粘连

【发病机制】

伸膝装置粘连是指包括股四头肌、肌腱及其扩张部和髌骨、髌韧带等参加的具有伸膝功能的组织，由于外伤后处理不当或者未及时处理而造成的股中间肌粘连和膝关节功能受限的疾病。伸膝装置粘连是

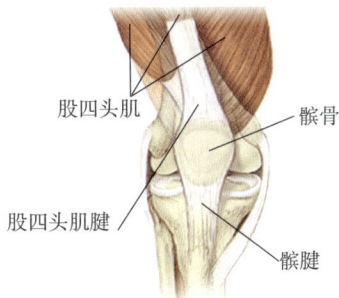

股四头肌

髌骨

股四头肌腱

髌腱

图 2-3-62　伸膝装置

下肢创伤中最常见的继发性疾患之一（图2-3-62）。

股骨干骨折、直接外力对于股四头肌肌腱的损伤、长期制动以后膝关节的粘连和股四头肌的萎缩及慢性劳损或者膝关节部位的慢性炎症均可以造成伸膝装置的粘连，造成功能障碍。

【临床表现】

1. 症状

伸膝功能障碍、膝关节僵硬伴随局部的疼痛。

2. 体征

伸膝功能障碍、膝关节僵硬。股四头肌腱部可扪及硬结，股四头肌收缩时髌骨不随之上下移动或只有微动。

【手法按摩】

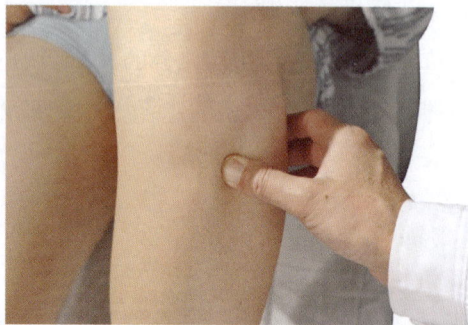

图2-3-63　步骤1（局部点穴）

步骤1　患者仰卧位，术者双手拇、示指分别点压血海、梁丘、犊鼻、内膝眼四穴位，缓缓用力，至关节内及周围产生酸、沉、胀得气感（图2-3-63）。

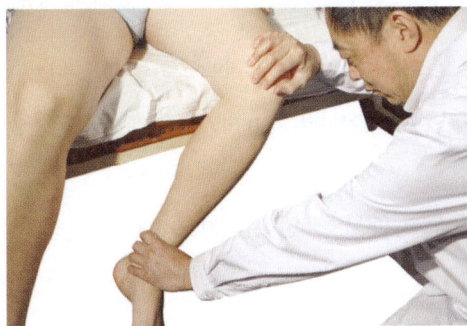

图 2-3-64　步骤 2（环摇膝关节）

步骤 2　患者取坐位，使膝关节自然下垂，术者蹲于患侧，一手扶按膝部，另一手拿踝上，在肢体重力作用下，逐渐环摇膝关节，以逐渐松解膝关节的痉挛及粘连。手法要点是拔伸时持续有力，使膝关节关节间隙张开，屈膝时应柔和有力，以患者能耐受为度（图 2-3-64）。

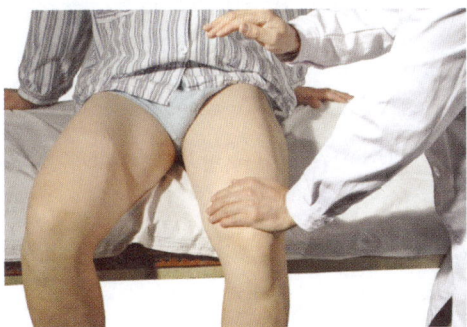

步骤 3　用拍、击、捋、顺股四头肌，透热为度（图 2-3-65）。

图 2-3-65　步骤 3（拍法）

【局部固定】

本病无需特殊固定。

【预防调护】

（1）外伤或者术后应坚持早期功能锻炼，包括主动的和被动地活动患膝关节以及股四头肌的收缩锻炼，可降低伸膝装置粘连的发生率。

（2）已经发展为伸膝装置粘连的患者可以进行股四头肌的功能锻炼，此外，还应进一步进行膝关节的伸屈活动和步行、下蹲等功能锻炼，并应持之以恒。

（3）局部采用中药海桐皮汤热洗，磁疗、中药离子透入等方法也有一定效果。

十四、踝关节侧副韧带损伤

【发病机制】

踝关节侧副韧带损伤主要是指因为踝关节的扭伤而造成踝关节内外侧副韧带损伤的疾病。临床上踝关节扭伤非常常见，可发生于任何年龄，但以青壮年为多，临床上一般分力内翻扭伤和外翻扭伤两大类，以前者为多见。踝关节的扭伤不仅会造成内外侧副韧带的损伤，还可以造成下胫腓韧带的损伤或者外踝部位的骨折或者脱位（图2-3-66）。

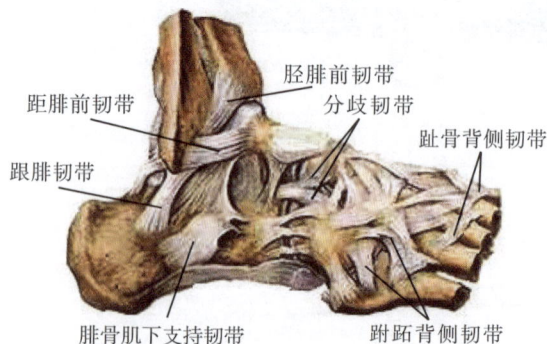

图2-3-66　踝关节韧带

踝关节侧副韧带的损伤多因行走或跑步时突然踏在不平的地面上、走坡路不慎失足，骑车、踢球不慎跌倒，足的过度内外翻而产生踝部扭伤，从而牵拉局部的韧带，可以造成踝关节侧副韧带的损伤。

【临床表现】

1. 症状

（1）多数患者伴有踝关节扭伤史。急性期损伤后踝部立即疼痛。活动功能障碍。损伤严重时局部可见肿胀、皮下淤血，皮肤呈青紫色。

（2）外踝前下方压痛明显，多为内翻损伤；内踝前下方压痛明显时，多为外翻损伤。韧带断裂者，可摸到有凹陷。

2. 体征

（1）内踝或外踝韧带止点处压痛。

（2）踝关节活动受限或因疼痛不敢活动。

（3）在踝关节内翻或者外翻时疼痛加重。

【手法按摩】

步骤1 患者坐于床边，膝关节自然屈曲，助手握住患者小腿，术者握住患者脚，两人相对拔伸2~3分钟，后在拔伸下将踝关节跖屈、背伸、内翻及外翻，促进筋归位（图2-3-67）。

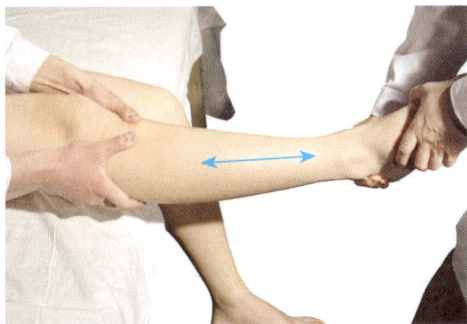

图2-3-67 步骤1（拔伸牵引）

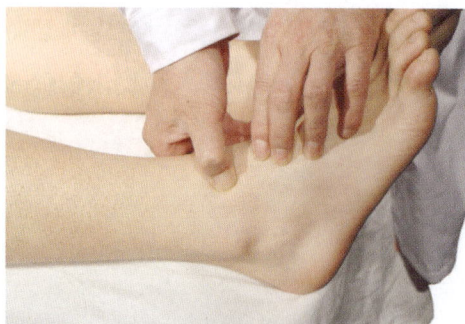

步骤2　术者用拇指按揉患者患侧解溪、昆仑、丘墟、照海穴,气至为度(图 2-3-68)。

图 2-3-68　步骤 2(拇指按揉)

步骤3　术者拔伸抖动患者每个脚趾,可重复3~5 次,以达到舒筋活络效果(图 2-3-69)。

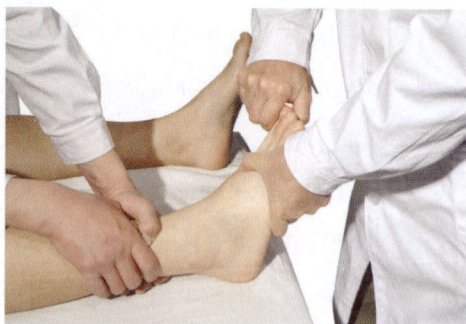

图 2-3-69　步骤 3(拔伸抖动)

【局部固定】

　　韧带断裂者,用管型石膏固定,内侧断裂固定于内翻位,外侧断裂固定于外翻位,6 周后拆石膏,下地活动。

【预防调护】

　　(1)体育活动前应充分做好准备活动,尤其是不经常参加体育运动的人。

　　(2)尽量避免足内翻或者外翻。

（3）局部可用外擦中药制剂。

十五、跗跖关节扭伤

【发病机制】

跗跖关节扭伤是指由于足的内翻内收时造成跗跖关节损伤的一类疾病。跗跖关节扭伤常伴随跗跖关节的脱位（图 2-3-70）。

跗跖关节是由第 1、2、3 楔骨，骰骨与第 1~5 跖骨形成的一个微动关节，从高处坠下、行走失足、跑跳过力、道路不平或跳跃造成足踝内翻或外翻使跗跖部足背侧韧带、关节囊及伸趾肌腱过度牵拉受伤，甚至部分断裂、关节失去稳定性，并可出现关节微细错动或半脱位，可出现局部的剧烈疼痛及血肿。

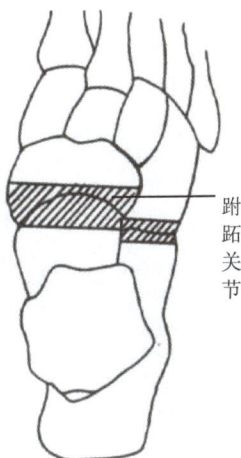

跗跖关节

图 2-3-70　跗跖关节

【临床表现】

1. 症状

急性期可以有足背肿胀、皮下淤血、疼痛难忍、活动受限。

2. 体征

（1）跗跖关节损伤部位压痛明显，内或外翻时损伤处疼痛明显。

（2）患者足部活动受限，站立与行走均困难。只能用足跟走路。

（3）有错位者可见跗跖部凸起，按之疼痛剧烈。被动重复足内翻或外翻动作时疼痛加剧。

【手法按摩】

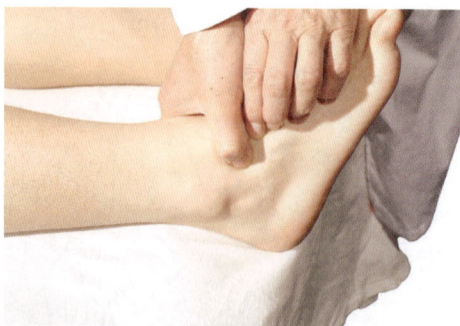

图 2-3-71 步骤1（拇指按揉）

步骤1 患者仰卧，患足伸出床边，术者用拇指按揉患者患侧解溪、昆仑、丘墟、照海穴，气至为度（图 2-3-71）。

步骤2 助手固定患者踝部，术者握住患者足尖，做对抗用力拔伸（图 2-3-72）。

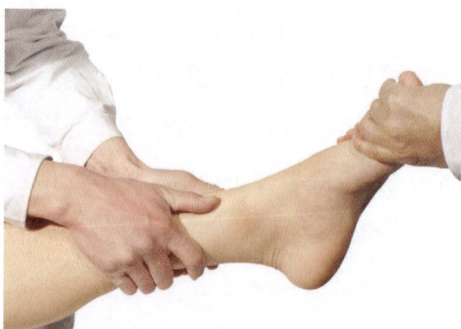

图 2-3-72 步骤2（对抗拔伸）

步骤3 在保持上述牵引力的情况下使其跖屈，然后迅速背伸，双手拇指将跖骨向下戳按（图 2-3-73）。

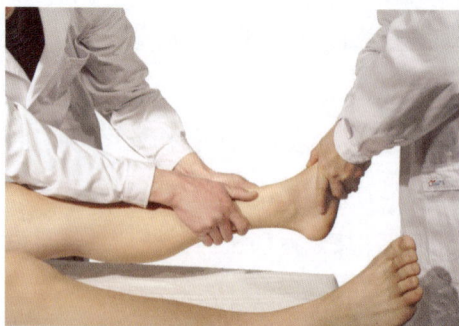

图 2-3-73 步骤3（拇指戳按）

【局部固定】

本病无需特殊固定。

【预防调护】

（1）体育活动前应充分做好准备活动，尤其是不经常参加体育运动的人。

（2）尽量避免在不平的道路上行走。

（3）局部可采用活血化瘀中药外敷。

十六、跟腱炎与跟腱滑囊炎

【发病机制】

跟腱周围炎是由急慢性劳损所引起跟腱周围的无菌性炎症，常有渗出、水肿（图2-3-74）。临床表现为疼痛和功能障碍，多见于运动员。跟腱止点的前、后、前下部各有滑膜囊，跟腱滑囊炎是指上述滑囊的积液、肿胀和炎症。跟腱炎与跟腱滑囊炎常常相伴发生，所以放在一节说明。

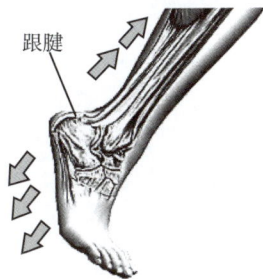

跟腱

图2-3-74　跟腱

【临床表现】

1. 症状

（1）跟腱周围肿胀、压痛，走路时因为鞋子的摩擦疼痛加重，跟骨后方可触及肿起，触之有囊性感，局部压痛。

（2）踝关节屈伸活动引起疼痛。

2.体征

足跖屈抗阻力试验阳性　患者仰卧，足中立位，术者一手握患侧踝上方，另一手置于患者足底前方，嘱患者跖屈，给予对抗的力，患者感觉跟腱周围疼痛（图2-3-75）。

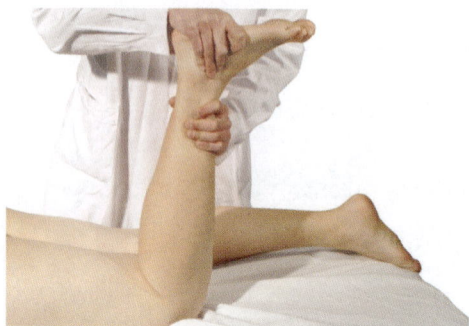

图2-3-75　足跖屈抗阻力试验

【手法按摩】

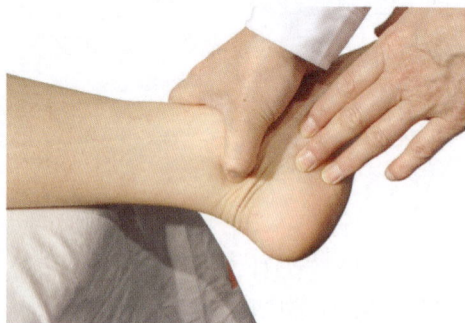

图2-3-76　步骤1（拇指按揉）

步骤1　患者仰卧，患足伸出床边，术者用拇指按揉患者患侧解溪、昆仑、丘墟、照海穴，气至为度（图2-3-76）。

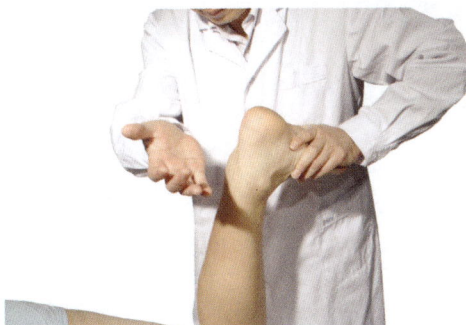

步骤2 患者俯卧，膝关节屈曲，术者一手握住患足并使其背屈固定，使其跟腱紧张，用另一手小鱼际劈跟腱，力度要轻。（图2-3-77）。

图2-3-77 步骤2（小鱼际劈法）

步骤3 术者用一手五指对跟腱及小腿三头肌自上而下做拿法，将局部肌肉提起在松开，持续**3~5分钟**（图2-3-78）。

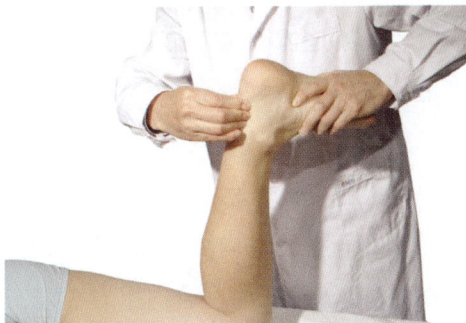

图2-3-78 步骤3（拿法）

【局部固定】

本病无需特殊固定。

【预防调护】

（1）避免局部着凉、受湿，避免负重行走。

（2）进行剧烈体育活动前应充分做好预备活动。

（3）要穿宽松的鞋子以防止摩擦跟腱及局部的滑囊而引起疼痛。

十七、踝管综合征

【发病机制】

踝管综合征又称"跖管综合征"，是指跖管内的胫后神经、血管受压而引起的疾病的总称（图2-3-79）。踝管综合征主要发生于青壮年，年龄在15~30岁之间，男多于女，多数是体力劳动者或者运动员。

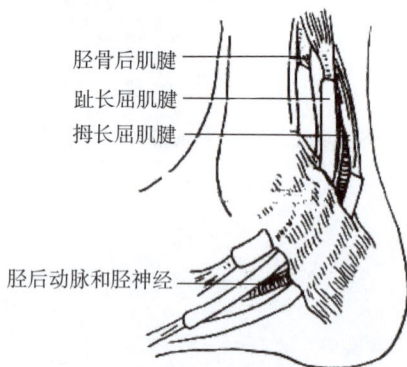

胫骨后肌腱
趾长屈肌腱
拇长屈肌腱

胫后动脉和胫神经

图2-3-79 踝管内的神经和血管

人体内踝的骨骼与肌腱组织构成一个生理性狭窄通道，称为踝管。踝管综合征是由于胫后神经或其分支经过内踝后面的屈肌支持带下方管道时受压而引起的症候群，被卡压时踝管内压力增大，造成踝关节背屈或跖屈时胫后神经及其分支受压所致，从而出现神经及血管分布部位的相应症状。

【临床表现】

1.症状

（1）足跖面烧灼感或者针刺感，活动后加重，疼痛明显，偶尔可向小腿内侧放射，但一般不超过膝关节。足底感觉减退或消失，外侧一个半趾、足跟内侧两点感觉辨别能力明显降低。

（2）踝关节疼痛，多发生于踝关节前、后方，活动受限不明显。

2.体征

（1）叩击内踝下方的胫后神经可引起疼痛及麻木发作。

（2）足外翻或背屈时足底亦可有疼痛及麻木感。

（3）外展踇肌、小趾外展肌和第1、2骨间肌萎缩。

（4）止血带试验阳性　采用小腿止血带，充气后使压力维持在收缩压以下，阻滞静脉回流，而动脉保持通畅，患肢跖面如出现疼痛与麻木感觉则为阳性（图2-3-80）。

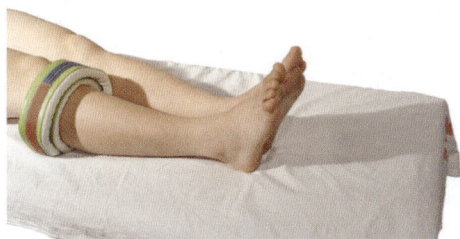

图2-3-80　止血带试验

【手法按摩】

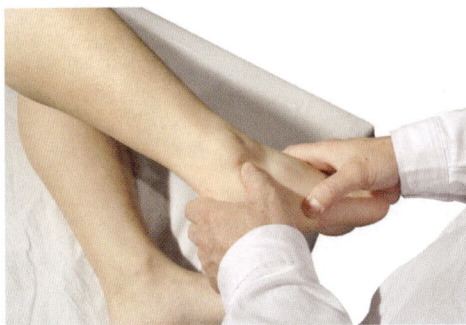

图2-3-81　步骤1（摇晃拔伸）

步骤1　患者侧卧，患肢在上。术者一手握住患肢足面，另一手握患肢足跟部，将拇指置于内踝后下方，摇晃拔伸踝关节后使之外翻并背伸，拇指自踝管远端向近端捋顺数次（图2-3-81）。

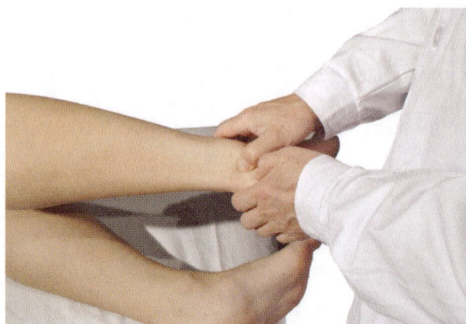

步骤2　术者以拇指点按患者患侧三阴交、照海、太溪、昆仑等穴，每穴位约1分钟（图2-3-82）。

图 2-3-82　步骤2（拇指点按）

步骤3　患者俯卧位，膝关节屈曲，术者一手握患者小腿，另一手扶住患者足底，双手配合用力，摇动患者踝部，持续10次（图2-3-83）。

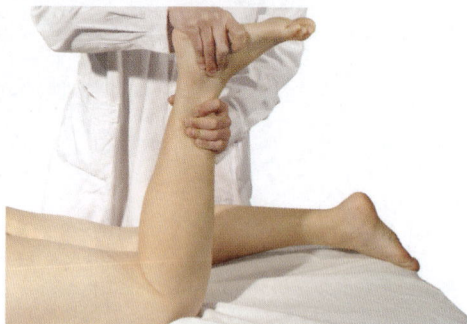

图 2-3-83　步骤3（摇法）

【局部固定】

本病无需特殊固定。

【预防调护】

（1）注意踝部保暖，避免受风寒湿侵袭。

（2）有症状的患者应减少踝关节活动，防止踝关节再次损伤，避免长时间步行，尤其是负重行走。

（3）用活血祛风化湿中药泡脚。

十八、腓骨长、短肌腱滑脱

【发病机制】

腓骨长、短肌腱滑脱是指腓骨长、短肌腱滑脱至外踝前方而产生临床症状的一种损伤。本病不是骨科的常见病，但临床上亦不时可以见到。

正常情况下，腓骨长、短肌腱一起通过外踝后侧的腓骨上下支持带深面的骨性纤维管，向前进入足部外侧，在滑雪、滑冰、踢足球等剧烈运动时足处于轻度内翻位，受到突然强力背屈外力，引起腓骨肌猛烈地反射性收缩，腓骨肌腱冲破上支持带限制，滑向外踝前方，若纤维带断裂，则产生滑脱，出现临床症状。

【临床表现】

1. 症状

急性损伤时外踝处疼痛、肿胀，外踝前方可触及到移位的腓骨肌腱，并有明显压痛。日久腓骨肌萎缩，踝关节稳定性减弱。

2. 体征

（1）踝关节背伸外翻时可扪到腓骨肌腱向外踝前滑动及弹响，跖屈时或用手向后推挤时肌腱可归位。

（2）伸屈踝关节可听到肌腱滑动弹响声并可触及压痛。

【手法按摩】

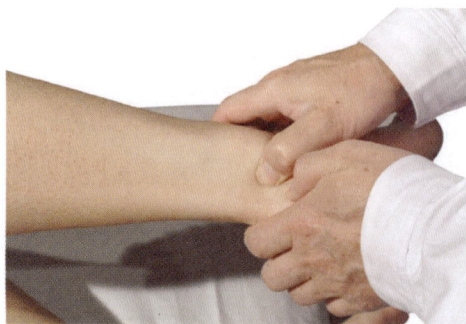

图 2-3-84　步骤 1（拇指按揉）

步骤 1　患者仰卧，患足伸出床边，术者用拇指按揉患者患侧解溪、昆仑、丘墟、照海穴，气至为度（图 2-3-84）。

步骤 2　助手固定患者踝部，术者握住患者足尖，做对抗用力拔伸（图 2-3-85）。

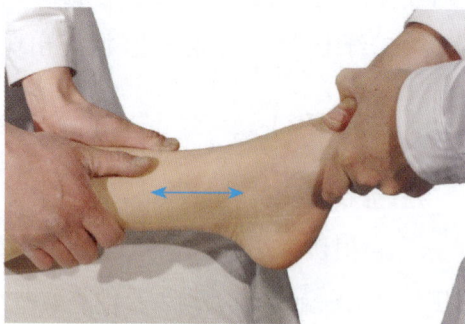

图 2-3-85　步骤 2（对抗拔伸）

步骤 3　术者在拔伸的基础上使足跖屈外翻，捏足之手的拇指从外踝的前上向后下方推脱位的肌腱，使其复位。之后使足内翻背屈，按压肌腱之手再用力沿肌腱向后、上方推按，使肌腱回纳原位（图 2-3-86）。

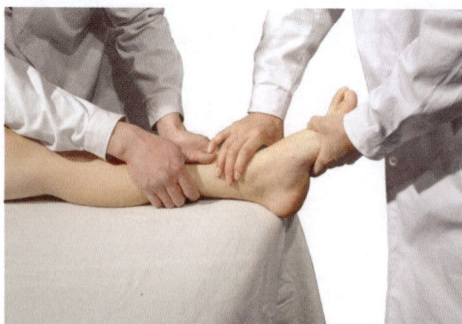

图 2-3-86　步骤 3（回纳复位）

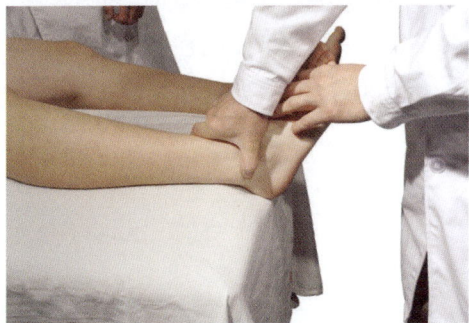

步骤4　在外踝周围做局部的拇指按揉法，透热为度（图2-3-87）。

图 2-3-87　步骤4（拇指按揉法）

【局部固定】

肌腱复位后可用短腿石膏托固定足于跖屈中立位4周。

【预防调护】

（1）尽量减少足在内翻情况下受力。

（2）伤后早期练习足的跖屈，穿矫形鞋进行步行锻炼。

（3）去除外固定后可配合活血化瘀中药外洗。

十九、跟痛症

【发病机制】

跟痛症是足跟周围疼痛的疾病总称。好发于40~60岁，中医一般认为是由于劳累过度、肾气不足引起，老年人气血亏虚，所以多发生足跟痛。

足跟是人体负重的主要部分，过度行走、运动或中、老年人的足部肌腱、韧带发生退变导致足弓发生改变，跖腱膜承受的应力增大，长期慢性的牵拉可使局部腱膜发生微小撕裂，局部水肿产生炎症。此病理改变类似于网球肘患者桡侧伸腕短肌止点处的改变，又有人将本病变称为"网球跟","跟后痛"。产生足跟后部疼痛的疾病主要有跟后滑囊炎、跟腱止点撕裂伤、痹证性跟痛症。而足跟下疼痛主要见于跖腱起点筋膜炎、跟骨下滑囊炎、跟骨脂肪垫炎及肾虚性跟痛症。

【临床表现】

1. 症状

可有足跟反复损伤的病史,足跟处疼痛,肿胀。通常发病缓慢。

2. 体征

（1）跟骨后上方有软骨样隆起。

（2）局部皮肤增厚,皮色略红、肿胀,触之有囊样弹性感,局部压痛明显。

【手法按摩】

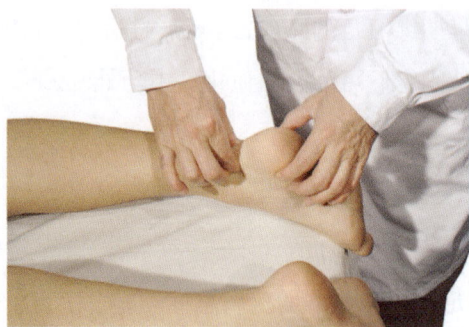

图 2-3-88 步骤 1（拿法）

步骤 1 患者俯卧,术者一手捏持患侧跟骨,另一手的拇指、示指从两侧拿起跟腱,然后放松,持续 30 次左右（图 2-3-88）。

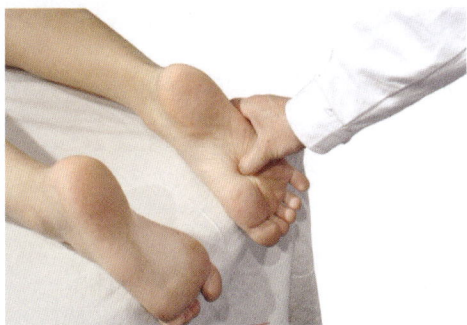

图 2-3-89　步骤 2（拇指揉按）

各

论

步骤 2　术者以拇指揉按患侧涌泉、承山、委中、申脉、照海各 1 分钟（图 2-3-89）。

步骤 3　术者一手握住患者患侧踝关节，另一手以拇指在跟骨下脂肪垫处用力揉按，持续约 2 分钟（图 2-3-90）。

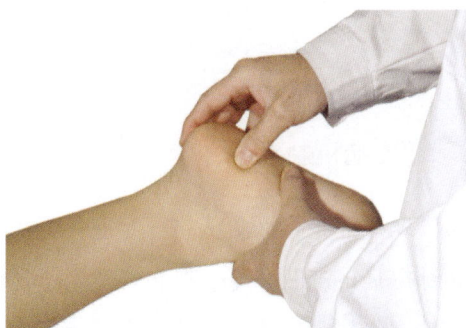

图 2-3-90　步骤 3（揉按跟骨下脂肪垫）

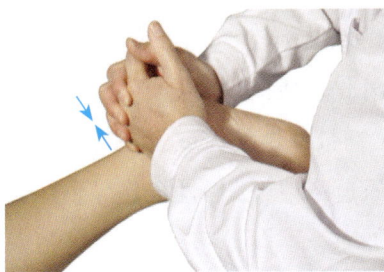

图 2-3-91　步骤 4a（归挤足跟）

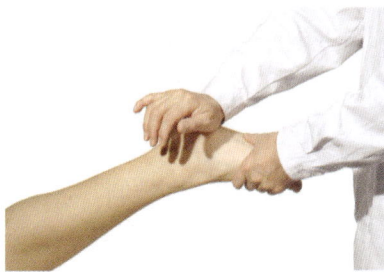

图 2-3-92　步骤 4b（掌跟揉足跟）

步骤 4　术者用两手掌跟部归挤足跟（图 2-3-91），再用一侧掌跟揉足跟，以足跟感觉热为度（图 2-3-92）。

【局部固定】

本病无需特殊固定，疼痛较重时，石膏托固定踝关节于背伸 5°~10° 1 周。

【预防调护】

（1）减少跟部受到撞击性冲击的活动。肥胖患者减轻体重。

（2）使用矫形足垫，可以减轻跖腱膜牵拉，减轻疼痛，改善症状。

（3）练习足底蹬棍，前后搓动，每次持续 10 分钟左右。

（4）磁疗、中药离子透入等方法可以改善症状。

二十、跖痛症

【发病机制】

跖痛症是指跖骨头挤压足底神经引起的跖部疼痛的一种疾病，本病多发生于足弓横弓处。本病多发于 30~50 岁中老年妇女和足部狭瘦松弛者，大多为单侧（图 2-3-93）。

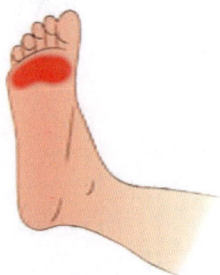

图 2-3-93　跖痛症

各种原因引起的前足生物力学的改变，使中间跖骨承受较大应力；足局部解剖结构先天异常；跖趾关节炎或者局部的外伤造成足骨性结构异常（如足弓的扁平）；韧带弹性消失或者在足承重时足弓塌陷；第 2、3、4 跖骨头下垂，压迫跖神经；慢性损伤导致跖骨头的位置异常均可产生损伤性神经疼痛。

【临床表现】

1. 症状

（1）足跖侧疼痛，行走加重，不负重可稍微缓解。长久站立、行走和劳累后跖骨头部疼痛明显。

（2）病情严重患者，可出现小腿部位酸困和疼痛，足背水肿。

（3）部分患者可以见到第3、4跖骨底有胼胝。

2. 体征

肌腱和跖板的损伤，压痛位于跖趾关节附近。跖骨的直接压痛，应怀疑疲劳骨折的可能。

【手法按摩】

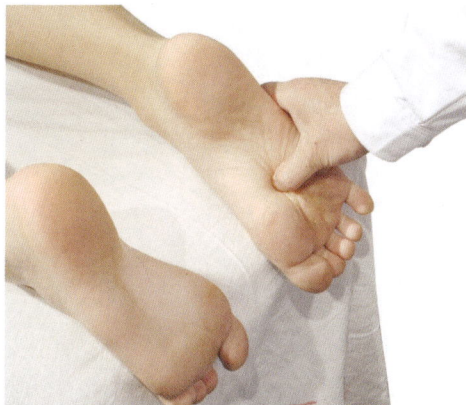

图 2-3-94　步骤 1（点按穴位）

步骤 1　患者仰卧，膝关节伸直。术者双手拇指点按患侧阴陵泉、三阴交、太溪、照海、然谷各1~2分钟。（图 2-3-94）。

步骤 2　术者以拇指按揉局部痛点，力量由轻到重，持续 3 分钟。（图 2-3-95）。

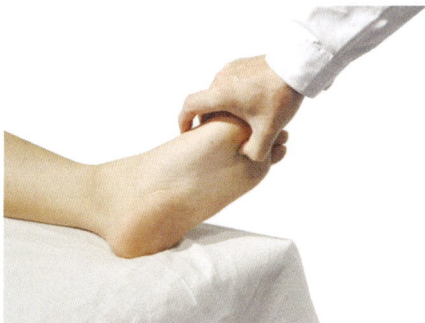

图 2-3-95　步骤 2（按揉痛点）

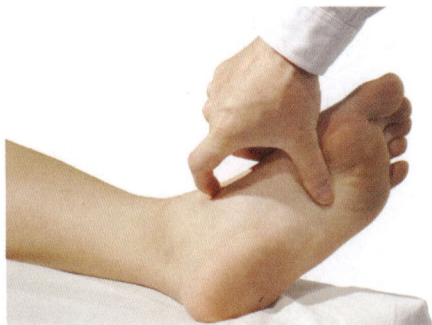

步骤3 用擦法从足跟到涌泉穴，透热为度。（图2-3-96）。

图 2-3-96　步骤 3（擦法）

【局部固定】

本病无需特殊固定。

【预防调护】

（1）平足者平时适宜穿矫形鞋，长途跋涉和站立过久后宜休息，用热水洗脚。穿软底软帮鞋，并且保证鞋袜不会挤压。

（2）可进行原地弹跳等运动以增强足内在肌和外在肌肌力，保持横弓生理功能。

（3）尽量避免穿薄底鞋在硬路上长时间行走。